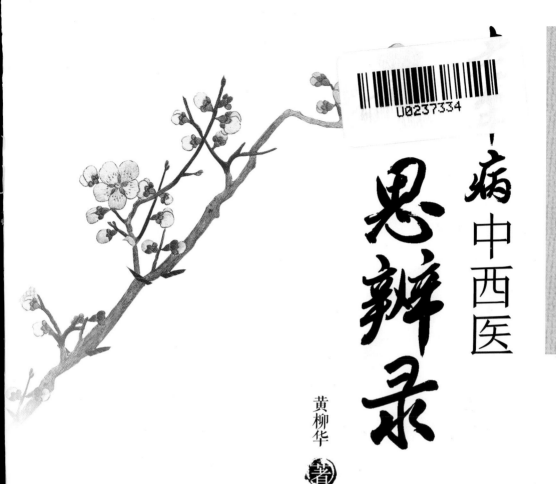

病中西医
思辨录

黄柳华 著

人民卫生出版社
·北京·

图书在版编目（CIP）数据

老年病中西医思辨录 / 黄柳华著 . —北京：人民
卫生出版社，2022.4

ISBN 978-7-117-33031-2

Ⅰ.①老… Ⅱ.①黄… Ⅲ.①老年病 – 中西医结合 –
诊疗 – 经验 Ⅳ.①R592

中国版本图书馆 CIP 数据核字（2022）第 059517 号

| 人卫智网 | www.ipmph.com | 医学教育、学术、考试、健康，购书智慧智能综合服务平台 |
| 人卫官网 | www.pmph.com | 人卫官方资讯发布平台 |

老年病中西医思辨录

Laonianbing Zhongxiyi Sibian Lu

著　　者：黄柳华

出版发行：人民卫生出版社（中继线 010-59780011）

地　　址：北京市朝阳区潘家园南里 19 号

邮　　编：100021

E - mail：pmph @ pmph.com

购书热线：010-59787592　010-59787584　010-65264830

印　　刷：三河市延风印装有限公司

经　　销：新华书店

开　　本：710 × 1000　1/16　**印张：**12.5　**插页：**2

字　　数：198 千字

版　　次：2022 年 4 月第 1 版

印　　次：2022 年 6 月第 1 次印刷

标准书号：ISBN 978-7-117-33031-2

定　　价：56.00 元

打击盗版举报电话：010-59787491　**E-mail：**WQ @ pmph.com

质量问题联系电话：010-59787234　**E-mail：**zhiliang @ pmph.com

数字融合服务电话：4001118166　　**E-mail：**zengzhi @ pmph.com

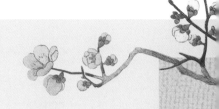

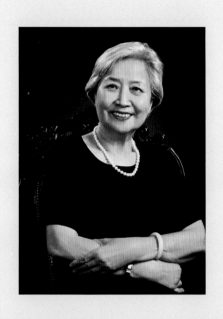

　　黄柳华，1941 年生，江苏常州人。中日友好医院主任医师，原中医老年病科主任，北京中医药大学教授、研究生导师。享受国务院政府特殊津贴。曾任中国中西医结合学会虚证与老年医学、神经科、康复医学专业委员会委员。第四届"首都国医名师"，第七批全国老中医药专家学术经验继承工作指导老师。

　　1965 年毕业于南京中医学院（现南京中医药大学）。先后工作于桂林市中医院、南通市第一人民医院、南通市中医院，1985 年奉调到中日友好医院工作至今。此间多次赴德国、美国、日本及瑞士工作、讲学，为中医传承交流做出贡献。

　　从医 56 载，特别是从事老年病医学专业 30 余年以来，深切感受到老年病的特殊性。故针对老年人患病，往往多脏器共病，且症状多变又极不典型的临床特点，强调明确诊断、辨证及抓主要矛盾进行个体化治疗的重要性。发挥中医原创思维，辨证辨病中西医有机结合治疗多种老年疑难疾病。发表论文等作品近百篇，论著 6 本。主要著作有《寿康指路》《高血压及相关疾病中西医结合诊治》《经方治验百案》《宗中汇西临证实录》等。

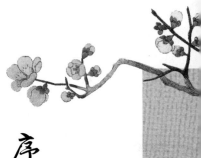

序一

　　人总是要老的，虽然自然的法则不可抗拒，但延缓衰老、追求健康长寿是人生永恒的主题。稽之往古，早在《黄帝内经》就示人法于阴阳，和于术数，恬惔虚无，积精全神，顺乎自然，四时养生的大法，以冀"终其天年，度百岁乃去"。东晋医家葛洪为之作出了毕生的探索，其所著的《肘后备急方》《抱朴子》也成了我们研究医学、道教的珍贵文献。唐代医家孙思邈是一位老寿星，倡言摄生当重"养性"。如何"养性"？简而言之就是要去名利、除喜怒、远声色、薄滋味、戒神虑，倘能做到，则"内外百病自然不生，祸乱灾害亦无由作"。此外，孙氏还提出导引调气以及服食法，其中如服天冬、服地黄、服黄精、服柏实、服茯苓、服枸杞诸法，一直为后人所沿用。迫后，随着医学的发展，历代方书关于养生保健的论述日益丰富，还出现一些有关治疗老年病的专著。其中如宋代陈直《养老奉亲书》即颇具特色，陈氏治老年病注重调理脾胃，以食治作为老年病的主法；还将"逸"列为老人致病的"八邪"（风、寒、暑、湿、饥、饱、劳、逸）之一。生命在于运动，脑不用则钝、神不用则萎、力不用则衰，只是不可太过而已。警惕"逸"病，实为醒世良药。

人类社会已进入 21 世纪，科技突飞猛进，知识不断更新。人口老龄化对老年病的治疗提出了更高的要求，如何能另辟蹊径，不悖于古，不泥于今，有所发现，有所创新，从而提高疗效，增进健康，不仅是医家的追求，也是病者的福音。黄柳华教授所著《老年病中西医思辨录》为之作出示范，值得借鉴。作者是一位学博思深、汇通中西、医术精湛的名中医，观书中所载医案，识其证而知其病，寻其本而探其源，方药允当，疗效确凿，可法可师。譬如其治过敏性结肠炎一案，为患已久，叠治罔效。因其形寒肢冷，腹中冷痛，便下完谷，断为命门火衰、脾阳式微之候，虽其伴见胃窦炎、胆囊炎等慢性疾患，不为"炎"字所囿，毅然予熟附子、炮姜、补骨脂、吴茱萸、肉豆蔻、五味子、白术等，配合少量生硫黄粉（吞服）以治之，果然效如桴鼓。另一例慢性痢疾患者，便下脓血，腹痛肠鸣，后重不爽，证属脾寒肠热，取白术、木香，配合少量硫黄粉健运脾阳，以鸦胆子、川连、蛇莓清肠解毒，3 日后诸症若失。上列二案，温阳之法同，运脾之功各异。前者温中兼固，后者温中兼清，从古法中脱化出来，自出新意。再如慢性牙髓炎案，患者满口牙龈赤肿，并有脓液溢出，曾用激光及抗生素治疗未曾缓解，观其既用石膏、知母、鲜地黄、赤芍、丹皮直清阳明，清营解毒；复用升麻、白芷祛风消肿，还配合山茱萸、沙苑子益肾固本，并以制川乌作反佐之用，可谓寒、热、消、补萃于一方。盖齿为骨之余，属肾；牙龈则属之阳明，热毒鸱张，固当发散郁火，清泄阳明，然而高年久病，实中有虚，益肾能补其不足，兼有固齿之用，而川乌之反佐作"从治"，有助于散结逐邪、标本兼赅、相反相成之妙用，非学验俱丰、深谙制方之道者不能办此。医家的思辨可以从中参悟哲理，医家崇尚实证正体现了现代的科学精神，当是本书作者给我们的启示吧！

古老的长生之道融合现代的长寿梦想，保健增寿的探索永无穷期。适逢黄柳华教授八秩华诞，借此祝福她健康长寿，吉祥幸福！为老年病学再续新篇，是为序。

朱步先

2021 年 1 月于英国牛津

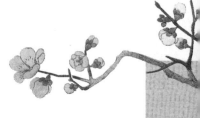

序二

　　60 多年前，我与黄柳华大夫同时考入南京中医学院（现南京中医药大学）。在共同志向的激励下，彼此刻苦勤勉，相互切磋，携手共进，成绩均名列前茅，不分伯仲。毕业后都扎根临床，风雨同舟，结为琴瑟之好，至今已逾金婚之年。20世纪 80 年代，我们奉调至北京中日友好医院，她在从医院始建的中医老年病科到发展至今的老年医学中心的老年医学领域已辛勤耕耘 30 余年，以"老吾老以及人之老""皆如至亲之想"之旨，不辞辛苦，日夜兼程，临危赴救，积累了不少实战经验，尤其她崇信"好记性不如烂笔头"，随时记录，认真总结，勤于思辨，并且均亲自落笔，焚膏继晷，孜孜不倦，日积月累，感悟良多。勤奋精神尤胜于我。

　　我国已进入老龄社会，中日友好医院作为现代化大型综合医院，率先在国内设置中医老年病科，走在前沿，为辨病症、汇中西提供较好的平台。她还曾率队在世界上较早进入老龄社会的国家（瑞士、日本等）开展中医老年病临床诊治及学术交流，探索老年病防治及健康长寿之道。《老年病中西医思辨录》把中医经典思维与现代医学最新进展，有机渗透、思辨融汇，是她一生从事老年病经验感悟，心血结晶的真诚奉献，对"全民健康"，以及后学者或有些帮助，发挥其应有的光和热。

史载祥

2021 年 11 月于北京

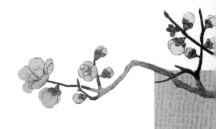

自序

　　岁月不居，老景已至，回顾我 50 余载的从医生涯，深感医学知识，浩如大海。要做一名称职的医生，注定要默默奉献和耕耘一辈子，才能不断更新知识，提高诊治水平。中医前辈章次公先生一直认为"为医者，仲景之书固不可不读，而于历代名家医集，晚近中外，科技书籍以及其他小说笔记之类，凡有关医道者，胥应浏览。识见广邃，而后临床辨证论治，自可左右逢源，得心应手"。对于中西两种医学，先生早年就提出"发皇古义，融会新知"。作为 21 世纪的中医，必须衷中参西，尽可能多地掌握两套理论体系，尤其要突出中医，能中不西，要利用西医的先进影像学和理化检验方法，来弥补中医四诊的不足，借以扩大自己的临床思维和治疗手段，不断提高疗效。更重要的是用中医"治未病"的观点，在"改善体质""延缓衰老"等方面，进一步增强每个人的健康素养。

　　老年病除自身衰老带来组织器官老化的一系列病理改变外，还有遗传基因、新发疾病、原有基础病的变化和发展，所以老年病科是一个多学科密切关联的综合学科。对从事这个专业的人员要求掌握更全面、更多系统的中西医学知识，且要有非凡的洞察力和责任心，才能抓住老年病症状的主要矛盾和来龙去脉，进行精准的病证相互结合的诊断和治疗。我自幼酷爱医学，50 余年来从未脱离临床医疗工作，还算勤勉敬业，小有临床感悟。作为耄耋老人又是一名老年病科医生的双重身份，让我对老年患者的诊治有着别样特殊的情感和理解，现将部分老年疑难病的病证聊举典型案例，力图汇通中西，分析思辨，启迪后学。

我们都希望做一个有活力有生存质量的老人。虽然我幼年体弱多病，青年时又因营养不良而出现浮肿、肺结核等，均经病证兼顾治疗，自我调整，不但病愈，且以后每年体检的各项指标均为正常，遂将有些体悟也归纳成篇，以作交流。我们要不断获取新知识，才能懂得如何做好自己的健康管理，以冀实现晚年的健康和长寿。

由于个人才知浅薄，限于篇幅和水平，挂一漏万，谬误之处，在所难免，敬祈读者鉴谅、指正。另外，本书能够出版，还要感谢闫拥军、朱婷婷、徐子寒、顾焕等同仁们在电脑方面的鼎力相助，特此表示感谢。

黄柳华

于北京中日友好医院

2021 年 3 月 12 日

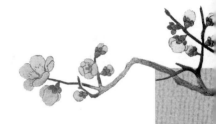

目录

第一部分
老年病的特点和诊治思路 / 1

第二部分
老年病中西医治验——附案例分析 / 9

3 第三部分
老年病中西医防治医论医话 / 97

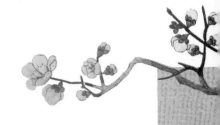

第一部分

老年病的特点和诊治思路

一、老年病的临床特点

人类社会已进入 21 世纪，随着时代的进步，医学科学的不断发展，人们的生命过程都延长了，人口老龄化已成为发达国家和发展中国家普遍存在的一种现象。人口老龄化不仅仅是老年人口迅速增加，更重要的是人口老龄化过程中带来的一系列问题，如现在老年人的疾病谱通过流行病学调查表明已不同于 20 世纪以传染病等急性病为主，而是以各系统慢性病或慢性病急性发作为多，尤其是心脑血管病、糖尿病等致残及死亡率高，造成大量医疗费用支出，使社会和家庭负担越来越重，因此重视老年健康不仅仅是老年人自身的迫切需要，更是国家稳定发展的一项重要举措。

人的一生因家族遗传以及所处自然环境、社会状况和生活方式的不同，加之医疗条件的差异，在经历了数十年的岁月磨炼之后，每个人的健康状况是不一样的，由此决定了易患疾病的病种和寿命的长短。所以世界卫生组织（WHO）最新提出的健康概念是：健康不仅是躯体没有疾病，还要具备心理健康、社会适应良好和有道德。WHO 的多项研究报告显示，1/3 的疾病通过预防保健可以避免；1/3 的疾病通过早期发现可以得到有效控制；剩余的 1/3 的疾病通过信息的有效沟通能够提高治疗效果。健康长寿是人类永恒的主题，健康的水平决定生命的质量和是否能够长寿，所以很有必要让大家知道老年病有哪些特点。这对预防保健，早期发现疾病都有很重要的意义。

（一）老年病的多病性

老年病的多病性是指身体多个系统同时产生疾病，或一个脏器有多种病理改变。

一个老年患者可同时发生心血管系统、呼吸系统、内分泌系统、泌尿系统、血液系统等多系统疾病，如高血压、糖尿病、冠心病、多发性脑梗死、慢性支气管炎、肺气肿、肺心病、慢性呼吸功能衰竭、慢性肾功能不全等等，可谓诸恙丛集。以心脏为例，老年人可同时具有冠心病、肺心病、心包炎或主动脉瓣、二尖瓣瓣膜病变，或心脏传导系统的退行性变，说明这位老人心脏

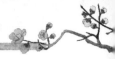

的血管、心肌、瓣膜、传导系统等同时存在了多种病理性改变。

（二）老年病的不典型性

老年病的不典型性是指疾病的症状极不典型。

表现为看似简单就易辨识某一疾病的典型症状，往往易误诊并延误了另一重大疾病的早期诊断和抢救的黄金时间，如急性心肌梗死可表现为胃痛、牙痛、咽痛、肩背痛或仅有轻微的胸闷憋气；高血压病平素无任何明显的躯体不适，直至发生急性脑卒中引起偏瘫后才发现是因高血压而引起的急性并发症；糖尿病在没有出现大血管、微血管及周围神经并发症之前也可缺少典型症状，大多数是健康体检或者是出现双下肢周围神经病变或急性心肌梗死等疾病时才发现根源于糖尿病。

（三）老年病的多变性

老年病的多变性表现为老年人在患急性病或慢性病急性发作时，病情发展比较迅速，容易发生各种危象。如：

1. 水电解质紊乱及酸碱平衡失调；
2. 意识障碍；
3. 体位性低血压；
4. 全身衰竭。

特别是长期卧床的老年人极易引发如：体位性低血压、褥疮、吸入性肺炎、重度骨质疏松、肺栓塞、深静脉血栓形成等疾病。

对老年病多病性、不典型性、多变性的产生机制，我认为是：

1. 不少老年病是中年甚至青年时疾病的延续和发展；
2. 不少疾病早期就是没有症状，直至出现并发症后才有临床表现，而且这些症状是无特异性的；
3. 因年龄增长引起的衰老及一些疾病的自身发展，出现多发性病理改变，产生衰老与疾病相混杂和相互影响；
4. 漏诊与误诊；
5. 老年人中枢神经系统敏感性低，组织器官储备能力和修复能力差。

二、对老年病的诊治思路

在 21 世纪前，人们是感觉有了"病"才找医生看病，医生也是看已有"病"的人，受医学水平的限制，不少疾病都是一直拖到卧床不起或衰竭状态才选择就医，而这时候医生也往往回天乏术，严重影响了人们的生存质量和寿命。针对老年人患病后常常多脏器共病，且症状极不典型又易发生危象的临床特点，作为临床医生切忌有临床惰性，要负责任地对每位患者进行仔细检查，并收集完整和确实的诊疗资料，经过综合、归纳、分析、推理，结合生化、影像等特殊检查，才能得出初步诊断，然后制定相关的治疗方案。

（一）诊断思维

人是一种有情感有思想的高等动物，临床医生看病不能仅局限于以人的"病"或"症状"为研究重点，而要重视看有病或症状的"人"，要将"人"作为一个整体来进行临床思维。虽然医学界迄今已发现的疾病达三万多种，但某些过敏性疾病、免疫性疾病、代谢性疾病、身心疾病等，用单纯辨病治疗的方法，其临床疗效未必会令人满意。再有因为工作紧张，生活压力大而产生的大量亚健康人群，他们正处于疾病与健康之间的状态，治疗时也面临着诸多困惑。所以，21 世纪的医学模式必须从"疾病医学"向"预防医学"转变，从"群体医学"向"个体医学"转变。临床医生不能孤立于某一症状或是某一病种，要综合起来进行分析，方法就是用现代医学的理化、影像学检查等手段和中医望、闻、问、切四诊结合起来进行归纳分析，然后得出中、西医双重诊断。我认为西医的视、触、叩、听和一系列的理化、影像学检查是中医望、闻、问、切四诊的一种延伸。这样可以中西医互补，有利于作出更为精准的诊断，是提高临床疗效的先决条件。

（二）治疗思维

强调尽早明确诊断及抓主要矛盾进行个体化治疗，尤其要重视老年人的心理治疗，并且发挥中医特长，将中西医辨病辨证方法有机结合，用于治疗之中。

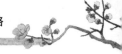

1. 疾病的排序

在明确中西医双重诊断的前提下，必须告诫患者，目前诸多疾病中主要是哪几个问题，哪几个是当前要抓的主要矛盾，应该让患者知晓自己所患疾病产生的原因和预后转归，取得医患密切配合是走出治病求效第一步的重要策略。

2. 制定个体化目标值

需与患者交代上述主要疾病的诊疗思路，制定控制的目标值及达标时间，治疗时选用中医、西医还是中西医结合的何种方法，患者该如何配合（包括饮食、运动、作息等），用此方案多久后应进行复查等。以原发性高血压病为例，首先要进行危险分层，主要是根据重要脏器损害及年龄等因素来诊断高血压病属几级（高危？中危？低危？），然后告诉患者血压控制的目标值应该是多少，按照医生制定的方案应该如何进行服药（包括吃药的具体时间），同时要配合医生进行不同时间段的血压监测，嘱咐生活上要注意些什么，多长时间后还要来院复查等。特别对伴有高血糖、高血脂病变的高血压老年患者，如高血压伴有糖尿病者，一定要指导血糖应控制在什么水平，具体该如何做；高血压伴有高脂血症者，一定要指导血脂应控制在什么水平，如何控制等，让患者心中有底，而不是越低越好，或凭自我感觉来进行用药。

3. 强调病因治疗

西医对疾病产生的病因往往按症状或按影像学、病理学、生物学进行鉴别、推理，如发热，作为一个症状，可分为感染性和非感染性两大类。感染性发热又可分为病毒、细菌、立克次体、螺旋体、寄生虫、真菌等不同病因；而非感染性发热又可归纳为变态反应性疾病、血液病、结缔组织病、免疫性疾病、恶性肿瘤等，能找到确切病因，就有把握针对性地治疗。但对一些不明原因的疾病，尤其是一些心身疾病、代谢性疾病等，我觉得运用中医病因学的观点对提高治疗效果有很大帮助。

西医在心理学上有个"ＡＢＣ理论"：Ａ是指外来激发性事件；Ｂ是指个体不同的认知评价系统；Ｃ是指对外来激发性事件引起的情绪反应和行为结果，这种反应和行为结果在心理上可以是积极的，也可以是消极的。所以在心理治疗方面既包括让个体主动进行自我在情绪和认知方面的调整，又包括医生进行及时心理疏导，帮助走出阴影。

中医对疾病发生的原因分为内因、外因和不内外因三种。所谓内因主要是指人的精神情感活动，包括喜、怒、忧、思、悲、恐、惊七种，又叫"七情"。"百病生于气也"，如这些精神刺激超越了这个人生理活动所能调控的范围，极易引起一系列心因性疾病，所以中医很重视这方面的心理治疗。外因泛指自然界的一些气候变化，分为风、寒、暑、湿、燥、火六种，又叫"六淫"，是中医治疗外感疾病及一部分内伤疾病辨证的重要依据。不内外因主要指饮食、房室、劳倦、外伤等方面，与人的生活习惯密切相关，如长期抽烟、酗酒、熬夜或饮食结构不合理，生活作息不规律，这些不良的生活方式对疾病的发生发展起着很大的催化作用。中医也认为这是"邪之所凑，其气必虚"，可以导致人体内部阴阳气血脏腑经络的功能失去平衡而产生疾病。现代医学研究表明，健康的生活方式可使高血压发病率减少 55%，使脑卒中发病率减少 75%，使糖尿病发病率减少 50%，使恶性肿瘤发病率减少 35%。使人均寿命延长 10 年，且大幅度提高生活质量，说明这些疾病的非药物治疗比药物治疗更为重要，必须加强自我健康管理。铭记早在 1992 年 WHO 在维多利亚宣言中提出的健康四大基石——戒烟限酒、合理饮食、适当运动、心理平衡。要付诸行动，彻底与不良的生活方式决裂。有人说的好，我们的人生只有单程，没有往返，让自己健康是美德，让家人健康是责任。人生下半场拼的就是健康，还有什么比健康更重要的呢？

4. 治疗的整体观

在中医朴素的唯物主义辩证法中，认为人体内部是一个整体，但这个整体内又可分为阴阳、表里、气血、脏腑等多个相互对立统一的两个方面，负责人体内部的各种生理活动。当机体受到上述病邪的侵袭，就可使这些对立统一的矛盾运动失去平衡，引起阴阳失调、气血失和，百病乃变化而生，所以中医在辨证论治及处方用药过程中都要考虑对整体的平衡作用。此外，中医还有"天人相应"及"三因制宜"的观点，认为疾病的发生、发展与转归，需根据时令气候，地理环境不同，不同人的体质强弱，年龄大小，性别差异，来因时、因地、因人制定相适应的治疗方法和选方用药，才能取得预期效果，要重视社会环境、自然环境对身体健康与疾病的影响。

5. 强调防重于治

现代人的健康观是整体健康，WHO 已研究证实人类 1/3 的疾病通过

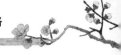

预防保健可以避免，1/3 的疾病通过早期发现可以得到有效控制，这些与中医"治未病"的理念是不谋而合的，也符合"群体医学"向"个体医学"转变的医学观点。

目前医学对多个领域疾病的发生及严重性已有一定的预测手段，我强烈呼吁老年朋友，要在一年一次的健康体检（特别是有针对性的）和自身基础疾病的定期随诊方面，多一些投资，以便尽早发现没有症状的疾病，也能及时控制或稳定已发现慢性病的病情，更可以请中医大夫帮助辨识一下自己的体质属性及可能有哪些发病倾向，以此制定符合自己的调体方案，对维护老年人的健康也是一大有力支持。

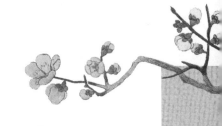

第二部分

老年病中西医治验

——附案例分析

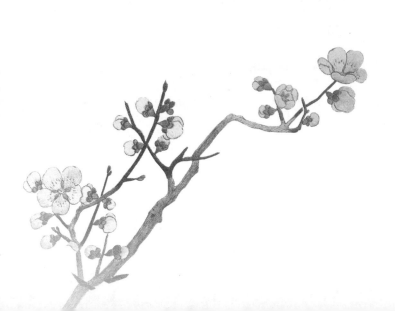

一、老年血管性痴呆治验

刘某，女，85 岁，初诊日期 2016 年 11 月 28 日。

主诉： 沉默寡言，嗜睡不醒 1 年余。

现病史： 患者罹高血压病、糖尿病、冠心病、多发性脑梗死等数十年，长期用西药进行降压、降糖、扩冠、抗凝等治疗，但病情不稳定，自 2016 年初渐进性出现终日嗜睡不醒（坐在轮椅上也能入睡），伴沉默寡言，答非所问，对任何事物都不感兴趣，时有二便失禁，生活不能自理。在我院神经内科门诊通过汉密尔顿抑郁量表、蒙特利尔认知测验评估量表等检查，诊断为血管性痴呆，用脑血管扩张、胆碱酯酶抑制剂、脑赋活剂等药物治疗效果不显，遂于 2016 年 11 月 28 日来老年病科门诊。

现症： 轮椅推入诊室，面白少神，能勉强起立，但行动迟缓、不稳。垂头不语，呈嗜睡状，高声呼唤催醒，约数分钟后又见沉睡，痿软乏力，答非所问，简单两位数加减困难（患者系大学本科文化水平），所幸食欲正常，饮水不呛，询云二便常失禁，望舌淡紫红，苔薄，舌下络脉迂曲发紫明显，脉虚细弦。查：BP 110/68mmHg；指血：HbA1c 9%，餐后 2 小时血糖 20.8mmol/L；血生化：电解质 $Na^+\downarrow$，$Cl^-\downarrow$，余生化（-）。

西医诊断： 血管性痴呆。

中医诊断： 呆病。

中医辨证： 肾虚髓空，瘀阻脑窍。

治法： 益肾填精，活血通窍。

处方：

山茱萸 24g	益智仁 30g	肉苁蓉 15g	首乌藤 30g
天冬 30g	黄精 30g	太子参 30g	生黄芪 30g
炒苍术 10g	茯苓 15g	葛根 30g	丹参 30g
石菖蒲 20g	远志 10g	红景天 30g	灵芝 6g

14 剂，水煎服

对原患高血压、糖尿病调整治疗方案为：

硝苯地平缓释片 5mg bid；

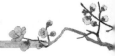

缬沙坦分散片 *80mg qd*；

格列美脲 *2mg qd*；

盐酸二甲双胍 *500mg tid*。

同时调整水电解质平衡，开饮食处方、运动处方及指导智能训练方法。

二诊（2017 年 2 月 13 日）

BP 110~120/68~78mmHg（自测家庭血压），餐后 2 小时血糖 10mmol/L，血 Na^+、Cl^- 均正常。患者嗜睡减少，间有兴趣打麻将 1 小时，或给儿子做简单饭菜，精力、体力均有改善，舌脉无变化，仍守原方调治，降压方案停用硝苯地平缓释片。

三诊（2017 年 3 月 13 日）

BP 130/70 mmHg，餐后 2 小时血糖 8mmol/L，HbA1c 7%。精神状况进一步好转，能在家人扶持下室内步行，并与家人语言交流，白天打麻将 1 小时，就诊时已能做简单两位数加减法，舌苔未变，脉转细弱，再守原方缓图，降压方案除停用硝苯地平缓释片外，缬沙坦分散片减为 40mg qd，降糖方案改盐酸二甲双胍为 250mg（早、中餐后），停服格列美脲。

四诊（2017 年 4 月 17 日）

BP 130/70mmHg，餐后 2 小时血糖 6~7mmol/L，在家人搀扶下步入诊室，已无嗜睡，能进行正常的语言交流，思维稍慢，计算力、记忆力进一步提高，苔薄舌衬紫，质不淡，脉细弦。考虑病情已趋稳定，且气候慢慢转热，停用降压药，降糖方案再改为：格列美脲 1mg qd，盐酸二甲双胍 250mg（早餐后），中、晚餐停服。

五诊（2017 年 6 月 19 日）

自测血压、血糖均控制良好，患者面色转红润，双目有神，能正常与人交流，主动给儿子做饭，并爱好打麻将，步履较前轻便，舌脉同前，改拟中药汤剂为 2 日 1 剂。

按：随着世界人口的不断老龄化，老年痴呆症的发病率呈逐年上升趋势，目前对其中血管性痴呆的防治已取得一定成效，但仍强调要在发病的启动期尽早确诊和治疗。本案之所以在短期内取效，得益于合理的中西医结合治疗及医患（家属）的密切配合。

多发性脑梗死（尤其部位在左侧优势半球及顶叶皮质）是引起血管性

痴呆的最直接原因，而高血压、糖尿病、冠心病、高脂血症、高同型半胱氨酸血症又是引起脑卒中的最危险因素，并且加速痴呆的形成和发展，所以本患者当务之急是要尽快控制上述危险因素，避免再发脑卒中而加重痴呆的进展。根据 2016 年 5 月 19 日美国医学会杂志发表"对≥75 岁老年人的强化降压是否有益"的文章精神，认为单纯高血压患者如没有糖尿病、心衰、冠心病、脑血管病、肾功能不全者，可考虑强化降压——即目标值 SBP<120mmHg，可显著降低严重心血管事件发生率和全因死亡率，否则主张标准降压，使 SBP<140mmHg 即可。我国老年高血压患者常合并冠心病、慢性心衰、糖尿病、脑卒中及肾功能不全等，对此类患者降压目标不能一概而论，应根据患者的一般状态、基础疾病、合并症及患者对药物的耐受性来确定个体化方案，所以本案是选择硝苯地平缓释片＋缬沙坦分散片二联降压，目标值是 SBP<150mmHg，在动态观察中逐步递减降压药剂量。当天气转炎热后，通过多次检测血压已达标前提下，暂时停用降压药以保证脑部足够的供血供氧，是防止痴呆发展的重要举措。老年降糖方案也有别于一般成人，目标值为空腹血糖 7～8mmol/L，餐后 2 小时血糖 10mmol/L 左右，HbA1c 7% 即可。所以每一次患者来门诊都不断调整降糖方案，使血压、血糖一直控制在理想范围。

本案中医辨证属肾之精血亏损致髓海不足而又瘀阻脑窍，神明失聪。属于痴呆，亦称呆病。正如《医方集解》所云"人之精与志，皆藏于肾，肾精不足则志气衰，不能上通于心，故迷惑善忘也"，方中选用山茱萸、肉苁蓉、黄精等补肾填精之品，同时配以参、芪精气互生，益气求阳。用苍术、茯苓健脾以先后天同调，防止滋腻之品碍胃。根据前辈祝谌予经验，葛根、苍术、茯苓、丹参等还有一定降糖作用，用石菖蒲、远志意在开窍醒神，益智仁温固下元。红景天为景天科大花红景天的干燥根和根茎，主要有效成分为红景天苷、酪醇、黄酮类化合物，并含铁、锌、钴、镉、钛、钼、镭等 35 种微量元素，18 种氨基酸，维生素 A、D、E 等，是少数已发现具有天然抗氧化剂及人体自身细胞潜能激发剂的植物，具有中枢兴奋作用及类似人参"扶正固本"的疗效，可加强记忆力与注意力，对中枢神经系统作用是很明显的。灵芝是一种真菌类植物，其药用在我国已有两千多年历史，其性味苦平，具安神、健胃、祛痰、活血功效，药理还有耐缺氧、抗疲劳及一定的降脂、降压、

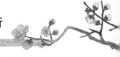

降糖作用。通过上方（出入）半年多的调治，患者在记忆力、计算力、定向力、语言功能及情感行为等方面都有了很大进步，目前仍在继续调治中。

二、肺癌、急性心肌梗死搭桥术后、2 型糖尿病停用胰岛素（已用 10 年）治验

李某，男，65 岁，初诊日期 2018 年 3 月 2 日。

主诉： 消瘦、乏力 10 余年。

现病史： 患者形瘦多病，2002 年因肺癌手术治疗，2008 年发现 2 型糖尿病，一直用精蛋白锌重组人胰岛素混合注射液（优泌林 70/30）等控制血糖。2013 年因急性心肌梗死行心脏搭桥术，2015 年后发现支气管扩张合并肺部感染，因多病、消瘦、乏力，遂于 2018 年 3 月 2 日来老年病科门诊。

现症： 形瘦憔悴，他人陪同入室就诊。食欲一般，少气懒言，倦怠乏力，晨起咳吐脓痰，不喘，不发热，纳寐尚可，大便正常，舌嫩红，衬紫，苔薄黄腻，脉虚细弦。身高 178cm，体重 59kg，目前用精蛋白锌重组人胰岛素混合注射液（优泌林 70/30）12IU（早）、6IU（晚），格列美脲 2mg×1/2（中），测 FPG 5mmol/L，2hPG 7.8mmol/L。

西医诊断： 2 型糖尿病，支气管扩张，肺癌术后，冠心病搭桥术后。

中医诊断： 虚劳，消渴，咳嗽。

中医辨证： 多脏亏损，气血阴阳皆为不足，伴痰热中阻，枢机不利，呈虚多实少之象。

治法： 调补脾胃，兼清痰热。

薯蓣丸（《金匮要略》）加祝谌予降糖对药方化裁。

处方：

山药 30g	太子参 18g	苍术 15g	生地黄 15g
鸡内金 10g	炒神曲 15g	天花粉 30g	葛根 30g
丹参 30g	酒当归 12g	川芎 10g	熟地黄 15g
砂仁 后下 4g	炒黄芩 6g	川贝母粉 冲服 4g	

7 剂，水煎服

二诊（2018年3月12日）

体重61kg（增2kg），自测 FPG 4.6～7.6mmol/L，2hPG 7.2～9.2mmol/L。精神稍振，有饥饿感，大便正常，苔薄腻白，舌质嫩红，脉虚好转。

原方继服。减优泌林70/30为10IU（早）、4IU（晚），余同前。

三诊（2018年3月19日）

体重61.5kg，精神大为好转，面色转润，无气短，晨起咳吐脓痰不多，不发热，苔脉同前。

原方加金荞麦30g，改炒黄芩15g。减优泌林70/30为8IU（早）、4IU（晚），余同前。

四诊（2018年4月16日）

病情稳定，自测 FPG 5.4mmol/L，2hPG 6.6～11.0mmol/L。晨有白黏痰多，不咳。苔中黄，有津，舌紫红，脉细，正虚渐复，但有肺热痰阻，清肃失令，转方拟贝母瓜蒌散（《医学心悟》)加减化裁，以润肺清热，行气化痰。

处方：

川贝母粉^{冲服}4g	瓜蒌15g	法半夏15g	麦冬30g
黄芩15g	金荞麦30g	茯苓30g	橘红12g
炙紫菀15g	款冬花15g	知母12g	葛根30g
炙百部12g	芦根30g		

14剂，水煎服

减优泌林70/30为4IU（早）、2IU（晚），余同前。

五诊（2018年5月4日）

体重64kg，测 HbA1c 5.7%，自测 FPG 6.0mmol/L，2hPG 8.6～10.0mmol/L。证平，晨有白痰少许，天气开始炎热，但汗出不多，纳寐俱佳，苔薄中裂舌偏红，脉细。

中药加南沙参、北沙参各30g，以增润肺生津之效。

停优泌林70/30，改格列美脲2mg（早），磷酸西格列汀100mg（中）。

六诊（2018年5月18日）

自测 FPG 5.2～5.9mmol/L，2hPG 6.5～6.8mmol/L。

证平，原方案继用，嘱：至6月15日左右再测指血，如FPG<7.0mmol/L

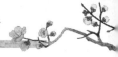

即可停服格列美脲，停服格列美脲后半月（即 7 月 1 日）再次测 FPG 5.0～5.5mmol/L，2hPG 7.4～7.5mmol/L。

七诊（2018 年 7 月 1 日）

根据血糖变化及症状、体征，仅夏日汗多，畏热，苔中裂，舌偏红，脉细。嘱停服中药汤剂，拟清暑益气，润肺化痰善后。

西洋参 *4g*　　　生黄芪 *10g*　　铁皮石斛 *6g*　　荷梗 *10g*

川贝母粉^{冲服} *4g*

14 剂，代茶饮

改磷酸西格列汀 *50mg 晨服*。

八诊（2018 年 8 月 3 日）

自测 FPG 4.9～5.2mmol/L，2hPG 7.4～7.8mmol/L。

证平，无不适，晨起咳痰，仅少许稀白痰，苔、脉未变。中药守方不变，嘱停服磷酸西格列汀。

至此历经 5 个月，患者糖尿病的治疗由使用胰岛素到完全停用胰岛素注射及所有口服降糖药物，在密切监测下血糖一直控制在理想水平，且其他慢性病（包括支气管扩张等）也处于稳定状态。

按：患者系多脏器器质性病变，因 2 型糖尿病一直用胰岛素注射治疗，颇为痛苦和不便，虽肺癌、冠心病病情相对稳定，但为控制糖尿病使用胰岛素 10 年，以及支气管扩张经常继发感染，一直困扰患者的身心健康，且消瘦、免疫功能低下，存在其他疾病的隐患。初诊时权衡虚实标本关系，属多脏亏损，虚多实少，脏腑辨证当以脾肺为主，既要振奋脾胃，以堵生痰之源及调节糖脂代谢，又需养阴润燥，清化痰热以理肺。故经过中西医结合调治 5 个月，收到较为满意的疗效，又一次了体现中医治病求本对老年慢病、多病的重要意义。

方中"薯蓣丸（《金匮要略》）"主治"虚劳诸不足，风气百疾"之证，其最大特点是：（1）本为气血阴阳皆有不足——为"虚劳"，又有易感邪气等标实之象，如外感、肿瘤、心脏病等功能或器质性病变——为"百疾"，但整个病机已呈虚多邪少之征，治则当以扶正固本为大法。（2）"薯蓣丸"中君药薯蓣即山药，性味甘平，归脾肾经，可治诸虚百损。现代药理证明，山药多糖具有较好调节糖脂、清除氧自由基作用，再加四君子汤（以苍术易白术）以振奋生化之源，并加神曲、鸡内金寓消于补、补不碍胃，加四物汤滋阴养血，以气血并调，气胜则血升。我体会对高龄多病老人调理脾胃非常重要，所谓"得胃气则生，失胃气则死"。老年生理上的先天之精已日衰不足，如后天之本再有虚损，无论对病的康复及晚年生活质量都有很大影响。

本患仅用 5 个月时间即停止已注射了 10 年的胰岛素，且血糖一直控制理想，这得益于中药调补气血兼以活血，再加上边监测边逐步递减胰岛素剂量，并用小剂量格列美脲及磷酸西格列汀过渡的中西医结合治疗方法，使肠促胰岛素降解减低，肝糖原合成减少。当中药的作用使自身胰岛功能逐渐恢复时，不仅完全停用胰岛素，口服降糖药也减量至最小剂量，直至完全停用。祝谌予老前辈的经验证实，糖尿病的发病规律由病初的阴虚燥热逐渐发展至阴虚无以化气，燥热内盛又壮火食气，久必形成气阴不足又有瘀血内阻之征，所以本患在使用祝老的降糖对药方后，对糖代谢的改善，减少降糖西药起到了预期效果。

患者支气管扩张常伴感染，咯吐脓痰，对血糖的稳定是一大威胁，故在脏腑亏损好转，出现肺热痰阻之象时，考虑痰因脾虚而生，因气滞而凝，而痰结阻肺，久必化热伤津，故转方选《医学心悟》贝母瓜蒌散化裁，用贝母、瓜蒌、麦冬、法半夏、茯苓、橘红、黄芩以润肺清热，健脾理气化痰，辨证仍不出肺脾同调之理，加用金荞麦意在清补排脓祛瘀，只要支气管扩张病情稳定，对防止血糖波动更是一大裨益。

三、高血压伴缓慢性心律失常治验

浦某，女，83 岁，初诊日期 2018 年 8 月 27 日。

主诉：阵发头晕伴心悸、胸闷 10 余年，加重 2 年。

现病史：患者因高血压伴缓慢性心律失常 10 余年，长期用贝那普利 10mg+ 氨氯地平 2.5mg qd 二联治疗，自测血压控制在 97～150/49～57mmHg，HR 40～57 次 /min，常感头晕、胸闷、心悸、乏力，乃于 2018 年 8 月 27 日来我科门诊。

现症：头晕，血压波动或低血压状态时症状加重，伴心悸、胸闷憋气、全身乏力，双耳失聪已多年（已安装助听器），食欲尚可，大便秘结，夜尿 1 次。

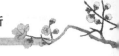

望形瘦少神，面色憔悴，舌嫩红，苔薄腻白少津，舌下络脉迂曲，脉虚细尺弱。

ECG 示：窦性心动过缓，ST-T 改变，HR 42 次 /min。

西医诊断：高血压病 2 级中危，缓慢性心律失常。

中医诊断：头晕，心悸，胸痹。

中医辨证：心、肝、肾气阴不足，瘀血阻络。

治法：先拟调补肝肾，佐以益气活血，杞菊地黄丸加减化裁。

处方：

菊花 10g	枸杞子 30g	熟地黄 30g	山药 15g
丹皮 15g	沙苑子 15g	炙黄精 30g	红景天 30g
天麻 30g	钩藤 15g	覆盆子 30g	怀牛膝 15g
车前子 30g			

7 剂，水煎服

降压药改为：贝那普利 5mg+ 氨氯地平 5mg×1/6 片 qd。

二诊（2018 年 9 月 3 日）

证情无变化，自测 BP 97～130/49～57mmHg，HR 40～57 次 /min。苔脉同前，仍心悸胸闷乏力。

UCG：左房大，左室射血分数 65%，左室舒张功能减低。

处方：同 2018 年 8 月 27 日方，14 剂，水煎服。

三诊（2018 年 9 月 17 日）

昼日已无头晕，自测 SBP≤150mmHg，HR 同前，苔脉无变化。

处方：原方加茯苓 30g，泽泻 15g，生黄芪 15g，葛根 30g，继服 14 剂。

嘱停用氨氯地平，贝那普利剂量不变。

四诊（2018 年 10 月 12 日）

自测 DBP 41～56mmHg，HR 42～56 次 /min，其中 42 次 /min 的次数已减少，证如前，苔脉未变。

处方：2018 年 9 月 17 日方加桂枝 10g，灵芝 6g，继服 14 剂。

嘱改贝那普利剂量为 2.5mg qd。

五诊（2018 年 10 月 26 日）

自测 BP 125～140/50～60mmHg，头晕偶见，或有胸闷心悸，舌嫩红，紫减少，苔较薄白，脉仍虚细尺弱。

处方: 停用贝那普利。

转方加强温心气,益心阴,佐以活血通脉,心、脾、肾同调,炙甘草汤化裁。

1. 炙甘草 15g　　桂枝 10g　　熟地黄 15g　　麦冬 30g

　　生白术 15g　　茯苓 30g　　柏子仁 30g　　红景天 30g

　　柴胡 10g　　　醋莪术 15g　　生黄芪 30g　　丹参 30g

14 剂,水煎服

2. 西洋参 3g　　红参片 1.5g　　枸杞子 10g

14 剂,代茶饮

六诊(2018 年 11 月 12 日)

自测 BP 139/55~61mmHg, HR 50~77 次 /min。

患者整个冬季症情平稳,头晕已除,偶见心悸,无胸闷,面色红润,纳寐俱佳,每日规律作息,精神颇佳,舌质嫩红,苔薄白,脉虚细尺弱好转。

处方: *2018 年 10 月 26 日方, 2 日 1 剂。*

代茶饮加麦冬 *5g,* 炙甘草 *3g* 继服。

七诊(2019 年 4 月 12 日)

患者血压控制理想,心率在 60 次 /min 上下,感觉良好,考虑寒冬已去,嘱停服汤剂,代茶饮调整为:西洋参 3g,红景天 4g,炙甘草 3g,西红花 0.3g,以作善后。

按: 本患系一高龄女性,有 10 余年高血压及缓慢性心律失常病史,长期以氨氯地平、贝那普利联合用药,使血压控制在 97~150/49~57mmHg 水平,根据 2016 年 5 月 19 日美国医学会杂志"对≥75 岁老年人的强化降压是否有益"一文精神,强化降压是指单纯高血压没有糖尿病、心衰、冠心病、脑血管病、肾功能不全者,可考虑把降压目标值定在 SBP<120mmHg,以显著降低严重心血管事件发生率和全因死亡率。但前提是要以患者耐受良好作为基础。联系本案已多次出现低血压状态,且有明显的头晕等临床症状,提示需要调整原定降压方案。我国老年高血压患者多数已有心、脑、肾、血管等靶器官损害,不太适宜强化降压方法。根据《中国高血压防治指南(2018 年修订版)》提示,对高龄老年高血压患者的降压指南为"≥80 岁老年人,SBP≥160mmHg 时开始药物治疗,≥80 岁老年人应降至 <150/90mmHg,老年高血压治疗的主要目标是 SBP 达

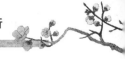

标，多病和衰弱症患者应综合评估后，个体化确定血压起始治疗水平和治疗目标值"，"老年 ISH（单纯收缩期高血压）药物治疗，DBP<60mmHg，SBP<150mmHg，可不用药物，SBP 150～179mmHg，小剂量降压药，SBP>180mmHg，需用降压药的用药中应密切观察血压变化和不良反应"。所以本案属 ISH 患者，降压目标值可定位为 SBP<150mmHg。我的临床体会是对老年高血压的降压治疗怕低不怕高，因为老年人以单纯收缩期高血压为多见，如血压持续降得太低，不仅收缩压下降，舒张压也要降得更低，对心脏影响就更大，而且要再想让血压升至目标值是很难速效的，为防止出现体位性低血压、晕厥、电解质紊乱、急性肾衰等不良反应，可将目标值适当放宽些，以保证中枢神经系统及重要脏器有效的血流灌注压，所以必须根据老人的一般状态、基础疾病、合并症等具体情况，以及对药物的耐受性来确定个体化方案。本案已用了那么多年降压药，要停用也必须是缓慢撤药，千万不能一步到位。因此在患者就诊后 20 日先停用氨氯地平，2 个月再停用贝那普利，且都是剂量逐步递减的方法。再加上中医综合辨证，多环节进行调节，使患者血压及心律都达到理想状态，临床症状也随之缓解。

从患者病史、症状的四诊分析，其辨证应是禀赋元气虚馁，心阳不振，阳微不运，且久病气损及阴，阴阳平衡失调，瘀滞血脉。为配合顺利撤退降压西药，治则先拟调补肝肾，佐以益气活血，待停用降压药，血压控制达标后，考虑患者长期心率在 40～57 次 /min,属中医"迟脉"范畴。《诊宗三味》云"迟为阳气失职，胸中大气不能敷布之候"，张秉成云"若肾阳气馁，脉皆为迟"。所以迟脉其病位在心，病本在肾，盖因肾阳为诸阳之本，若肾中真阳不足，则心阳式微，不能温运血脉而成脉迟之象，故权衡本患之气阴不足当以阳气虚为主导，拟心脾肾同调，选用了张仲景《伤寒论》"伤寒脉结代，心动悸"之炙甘草汤，以炙甘草汤既温心阳，又益心阴，参入生黄芪、红景天补气养心，改生地黄为熟地黄以填补肾阴，加白术、茯苓健脾助运，顾护后天之本，配合丹参、莪术以活血通脉，嘱患者长期服用，并用西洋参、红参、枸杞子泡水代茶饮，温阳兼顾养阴，只有阳气通运，血脉通畅，心率才能保持正常。关于人参的用量，顾景琰研究发现"人参对心血管系统具有调节作用，低浓度能提高心肌收缩力，高浓度则减慢心肌收缩力，减慢心率"，本案使用的西洋参、红参都是小剂量的代茶饮，疗效与之吻合，故在就诊后不到 3

个月，血压控制达标，心率也逐渐恢复正常。后来在 2019 年 4 月 12 日患者再次来院复诊时，虽有一次左下肢胫前皮肤撕裂伤（不慎跌仆导致）伴继发感染的意外刺激，血压及心率依然稳定，询云近几个月来降压药一直未用。

四、高血压伴慢性肾功能不全、十二指肠球部溃疡出血治验

王某，男，71 岁，初诊日期 2018 年 11 月 12 日。

主诉：发现高血压 20 余年。

现病史：患者罹高血压 20 余年，长期服用硝苯地平控释片、培哚普利、吲达帕胺来控制血压，BP 130/80mmHg 左右，无特殊不适。近在医院血生化检查发现肾功能、尿酸不正常，遂于 2018 年 11 月 12 日就诊于我科门诊。

现症：无特殊不适，偶见头晕、乏力，尿量大于 500ml/ 日，夜尿 3 次，无尿等待，大便常干结，入暮可见双下肢水肿，苔薄、舌质偏红、舌体偏胖、边有齿痕、舌下络脉迂曲。脉细滑尺弱数。

血生化：CHO 4.29mmol/L，TG 1.21mmol/L，HDL-C 0.9mmol/L，LDL-C 0.83mmol/L，UA 547μmol/L，Cr 167.6μmol/L，eGFR 44.33ml/min，Hcy 20.10μmol/L；**尿常规：**尿微量白蛋白 99.98ng/L。

西医诊断：高血压病 3 级（高危）、高血压肾病、慢性肾功能不全（Ⅱ期）。

中医诊断：头晕，水肿。

中医辨证：肾气不足、开阖失司、气化不利、水湿停聚。

治法：滋肾通关、化气利水。通关滋肾丸合六味地黄丸加减。

处方：

熟地黄 30g	生地黄 30g	知母 12g	黄柏 10g
肉桂 6g	山茱萸 15g	山药 15g	丹皮 15g
桑寄生 30g	生杜仲 30g	怀牛膝 15g	生黄芪 30g
益母草 30g	丹参 30g	桃仁 15g	泽兰 10g
泽泻 24g	车前草 30g	玉米须 30g	北刘寄奴 30g

7 剂，水煎服

嘱完善相关检查，以了解靶器官损害情况，更好地进行中西医结合治疗。

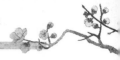

二诊至四诊（2018 年 11 月 19 日—2019 年 1 月 21 日）

头颅 CT：脑白质病变、脑萎缩、基底节多发性脑梗死。

ECG：窦性心律，QT 间期延长，P 97 次 /min。

2018 年 12 月 28 日尿常规：微量白蛋白 170.66ng/L。

上方药后大便畅行，但上腹有不适感，余无变化，苔脉如前。脾肾同病，气化失司。转拟脾肾同调，益精化气护胃，温阳利水为法。

处方：

生黄芪 60g	生白术 30g	茯苓 30g	桂枝 10g
白芍 18g	桑寄生 30g	生杜仲 30g	覆盆子 30g
枸杞子 30g	车前子 30g	北刘寄奴 30g	生薏苡仁 30g

14 剂，水煎服

根据心、脑、肾靶器官损害及尿酸增高检查结果，以及自测血压峰谷值时间变化，更改西药为：

处方：

氯沙坦钾片 100mg qd（7am）；

康欣 5mg qd（7am）；

拜新同 30mg qd（5pm）；

氢氯噻嗪 25mg×1/4 qd（5pm）；

复方 α 酮酸片 4 片 tid；

叶酸 0.8mg qd；

阿托伐他汀钙 10mg qn。

五诊至九诊（2019 年 1 月 21 日—2019 年 5 月 10 日）

患者于 2019 年 1 月前病情一直相对稳定，血压在 130/80mmHg 左右，无任何不适，水肿已消。2019 年 1 月 16 日突感头晕、心悸、乏力，询云大便呈稀黑便，原因不明。1 月 21 日来诊时测血压 BP 131/77mmHg，P 100 次 /min。望面色苍白，舌转淡紫红，脉细数。考虑有急性上消化道出血可能，急查血常规：RBC $2.78×10^{12}$/L，Hb 67g/L，WBC $6.26×10^9$/L，PLT $365×10^9$/L；便常规：无标本。

诊断为急性上消化道出血，失血性贫血，根据急则治其标的原则，拟方养血止血为先，并建议急诊留观处理。

处方: 阿胶（烊化）30g，白及粉10g，三七粉（冲服）3g，3剂。服法:先将白及粉、三七粉加200ml开水溶化，然后加入烊化的阿胶调匀，分2次内服。每日1剂。

患者于1月21日在老年病科门诊后随即转至急诊科，一到急诊科门口即刻发生失血性休克，经急诊抢救及消化科内镜检查，明确诊断为十二指肠球部溃疡伴出血，后经住院治疗出血已止，但感乏力，血压控制尚可，尿量及排尿次数同前。3月15日来门诊复查，见舌淡白，舌下络脉轻迂，脉虚细弦，询云偶见上腹不适，泛吐酸水。

2019年3月15日　血常规: RBC 4.30×10^{12}/L，Hb 119g/L，WBC 5.37×10^9/L，PLT 225×10^9/L；**血生化:** Cr 136.1μmol/L，eGFR 44.93ml/min，UA 304μmol/L，LDL-C 1.2mmol/L，Hcy 16.79μmol/L；**尿常规:** PRO 0.1g/L，BLD 10g/L，余（-）。

处方: *2018年11月19日方（见二诊至四诊提及处方）加乌贼骨（先煎）30g，浙贝母10g，金樱子30g，芡实15g，玉米须30g。*

十诊后（2019年5月31日以后）

病情相对稳定，上腹不适已除，不泛酸，食欲好。仍感乏力，二便正常，舌淡红，苔薄，舌下络脉轻迂。脉细滑。

病后4个月，叠经调治，脾运日健，气血化源有望，但真元难复，精关不固，瘀滞经脉，分清泌浊失利，再拟益气健脾，固肾涩精治本，渗利泄浊，活血通脉治标。

处方:

生黄芪 60g	生白术 30g	茯苓 30g	熟地黄 30g
金樱子 30g	芡实 15g	女贞子 12g	枸杞子 15g
沙苑子 15g	覆盆子 30g	桑寄生 30g	生杜仲 30g
乌贼骨先煎30g	苏梗 10g	茜草 15g	丹参 30g
北刘寄奴 15g	土茯苓 30g	车前草 30g	

14剂，水煎服

2019年9月23日　血常规: RBC 4.13×10^{12}/L，Hb 105g/L，WBC 5.07×10^9/L，PLT 265×10^9/L；**血生化:** Cr 121.3μmol/L，UA 305μmol/L，CHO 2.52mmol/L，TG 1.06mmol/L，HDL-C

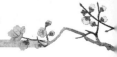

0.98mmol/L，LDL-C 0.85mmol/L。

2019年10月8日　血生化：Cr 107μmol/L，UA 304μmol/L，CHO 2.86mmol/L，TG 0.83mmol/L，HDL-C 1.21mmol/L，LDL-C 0.94mmol/L，Hcy 17.4μmol/L；**尿常规**：PRO 0.1g/L，BLD（－），余（－）。

2020年1月21日在顺义空港医院查　血生化：Cr 113.4μmol/L（参考值57~111），CHO 2.81mmol/L，TG 1.64mmol/L，HDL-C 1.02mmol/L，LDL-C 0.99mmol/L；**尿常规**：PRO 0.1g/L，BLD（－）；**血常规**：RBC 4.91×10^{12}/L，Hb 134g/L，WBC 5.73×10^9/L，PLT 245×10^9/L。

患者经上方间断用药半年多，病情逐渐好转，贫血已完全纠正，蛋白尿近乎消失，血压一直稳定。唯因经常出差，在生活不规律，饮食起居失调的情况下，有时又可有上腹不适，泛吐酸水，偶然尿检可出现蛋白0.2~0.3g/L，经重视和纠正生活方式后可很快消失。追访至2020年7月，患者病情没有反复。

按：从该案例可总结一些体会如下。

1. 高血压肾病引起的慢性肾功能不全，病根是高血压引起了靶器官肾脏的损害。所以，治疗肾病的前提是必须把血压控制达标。该患者为高龄男性，血压目标值应控制在130~150/80mmHg左右。在诊疗中曾出现了急性上消化道出血，此时关注血压变化更为重要。正因为一直注意了血压的变化，并结合当时患者四诊所见，及时发现有急性上消化道出血可能，才防止了意外的发生，这是老年人多病不典型和多变的一个典型案例。

2. 在肾系疾病引起的水肿、蛋白尿的中医辨证中，我认为应抓虚实及脏腑定位两端。虚者多以气阴不足为主，单纯阴虚或单纯阳虚者少；实者多为湿、热、毒、瘀互结。本案的脏腑定位以脾肾同病贯穿始终，既有脾阳不伸，胃气失和，湿邪内踞，又有精血亏损，致气、血、水交相为患，所以在施治中要注意的是：

（1）肾气通于胃，重视护胃气才能顾肾气。此患者虽然肾脏真元已伤，但脾胃运化功能不健，若过用滋腻补肾之品，不仅碍胃伤脾，影响后天之本，更不利于以后天养先天。

（2）本案阴虚阳亢不甚突出，用药不宜过于寒凉，以免阻碍宣化湿浊，所以一些苦寒、清解之品，仅能适时少量配伍为佳。在本案初诊时，选方用药因在寒温及滋补配比上未能尽善，故患者在药后反增上腹不适之感。二诊后再次审证求因，使药证相当，不仅上腹舒适，且有利于药物吸收，肾病也日趋好转。

（3）对水肿辨证属脾肾阳虚或气虚不足者，在益气温阳的同时，我习惯加用渗利之品，如玉米须、车前子、益母草、薏苡仁之属，标本兼顾，往往可起到事半功倍之效。

（4）要注意燮理阴阳及升降关系，如肾之阴阳失调，开阖不利，常伴见清浊相干，使脾胃升清降浊功能失司，瘀滞经脉。所以施治时既要益气健脾，敛精固肾，又要淡渗泄浊，活血通脉。泄浊渗利与益气敛精是对立统一的两个方面，是中医辨证的精华之一，技巧就是权衡轻重缓急，来决定配比用药和适宜的剂量。

（5）其他：患者有十二指肠球部溃疡（活动期），易引起胃酸分泌过多，故处方用药时需注意某些易促进胃酸分泌过多的酸性药物的使用，如山茱萸、乌梅、五味子等尽量少用，可用乌贼骨、浙贝母，既可护膜医疡，又可制酸化痰。

3. 根据我的老师龚丽娟治疗肾病经验，常重用黄芪，认为黄芪能增强网状内皮系统的吞噬功能，可以提高免疫功能，还有降低蛋白尿的作用。她还认为肾病患者均有肾小球内凝血，本案用丹参、茜草也是按老师经验并根据辨证选择用药（一般在无出血情况下使用更妥），通过益气化瘀等方法使本案取得了较为满意的疗效。

最后强调的是门诊有关饮食方面医嘱的重要性，肾功能不全患者已有氮质等代谢产物潴留，同时还有水盐代谢和酸碱平衡失调，所以一定要控盐、控制蛋白质摄入（尤其海鲜等动物蛋白），严格要求盐摄入量<4g/日，蛋白质摄入量为每日 0.6~0.8g/kg，以免增强肾脏负担或引起血压波动，从而加重水肿，甚可引起心功能损害。本案患者在多次蛋白尿转阴后，每因过食味甘厚味之品而使病情反复发作，又在医嘱反复告诫改正后，蛋白尿再度消失，这更证实了肾病患者饮食控制的重要性。

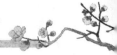

五、糖尿病合并双下肢周围神经病变治验

刘某，男，69岁，初诊日期2018年7月27日。

主诉：糖尿病20余年，双下肢麻、冷、胀伴无力10余年。

现病史：患者糖尿病20余年，从未系统正规治疗，10余年来渐见双下肢麻、冷、胀、无力，进行性加重，伴不时抽搐，赴多处治疗罔效，遂于2018年7月27日来我科诊治。

既往史：动脉硬化伴高脂血症多年，无高血压病史；无糖尿病家族史。

现症：双下肢膝关节以下对称性麻、冷、胀、无力，有时行走不稳，遇寒则下肢抽搐、疼痛，入夜症状加重，对此需经常穿戴厚裤、厚袜、厚鞋，似可减轻痛苦。多年来食欲旺盛，从未控制饮食，运动不多，二便尚调。望舌质紫红伴多处深度裂纹，苔白腻，舌下络脉迂曲、紫，脉左弦右细。查：双下肢腓肠肌稍有萎缩，皮肤色泽正常，肤温对等稍凉，足背动脉搏动正常。测：HbA1c 9.7%，FPG 9.7mmol/L，BP 120/66mmHg，P 65次/min。双下肢动脉超声显示：双侧股总动脉，股深浅、腘、胫前后、足背动脉内中膜增厚，毛糙，动脉内壁可见散在混合回声斑块，较大者位于股总动脉，右侧大小1.6cm×0.28cm，左侧大小1.4cm×0.26cm，局部管腔狭窄率小于50%。彩色多普勒血流显像：血流频谱形态和血流动力学参数大致正常。超声提示：双下肢动脉粥样硬化伴斑块形成。

血生化：PAB 170.1mg/L，CHO 3.17mmol/L，TG 0.69mmol/L，HDL-C 0.87mmol/L，LDL-C 1.89mmol/L，sd-LDL 1.68mmol/L，eGFR 89.24ml/min，Lp（a）56.37mg/L，hs-CRP 2.71mg/L。

西医诊断：糖尿病合并双下肢周围神经病变。

中医诊断：消瘅，脉痹。

中医辨证：阴虚郁热，浊瘀阻滞，经络不利。

治法：滋阴清热，泄浊祛瘀通络，予祝谌予降糖方、四藤一仙汤合止痉散加减化裁。

处方：

| 玄参15g | 炒苍术15g | 天花粉15g | 玉竹30g |

葛根 30g	丹参 30g	炒僵蚕 15g	鸡血藤 30g
络石藤 15g	海风藤 15g	威灵仙 15g	蜈蚣 2 条
全蝎 6g			

14 剂，水煎服

同时予以二甲双胍 0.5g×1/2　tid，格列美脲 2mg　qd（晨服），以尽快控制血糖，并以具体的糖尿病饮食处方作为基础治疗，嘱局部保暖等注意事项。

二诊（2018 年 8 月 10 日）

查指血：FPG 4.9mmol/L，2hPG 7.3mmol/L，血糖监测理想。半月来未见下肢抽搐，但麻、冷、胀感依然，苔白已化，余同前。

处方：上方加生黄芪 30g，生地黄 30g，桂枝 10g，继服 14 剂。

三诊（2018 年 8 月 24 日）

查指血：2hPG 5.8mmol/L。双下肢麻、冷、胀感已减轻，未见抽搐，偶有头晕，似低血糖反应，望舌面见多处深而宽裂纹，少津，舌质仍紫红，苔薄，舌下络脉迂曲。脉不弦偏细。

处方：

1. 改：二甲双胍 0.5g×1/2 早、午餐中服用，格列美脲 1mg qd（晨服）。初定服 1 个月，1 个月后如血糖正常，再逐步减量。

2. 中药内服处方在 2018 年 7 月 27 日方基础上加生黄芪 60g，生地黄 50g，桂枝 10g，当归 10g，赤芍 30g，怀牛膝 15g，继服 14 剂；另金蝉花粉（冲服）2g tid。

3. 中药外治处方：肉桂 10g，透骨草 10g，伸筋草 10g，14 剂，泡足，每日 1 剂。

四诊（2018 年 9 月 7 日）

查指血：FPG 4.6~6.2mmol/L，2hPG 6.9mmol/L。双下肢已有力，正常步行半小时仅足背有发胀、发木感。**查体**：双下肢肤温对等，不冷，足背动脉搏动正常。苔中裂较浅，舌红好转，脉细。

处方：

1. 停服格列美脲（共用 40 日）。

2. 予上方再进 14 剂，外治处方同前。

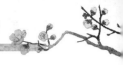

五诊（2018 年 9 月 21 日）

查指血： FPG 5.9mmol/L，2hPG 9.3mmol/L。双下肢麻、冷、胀感继续减轻，未见头晕，但尿频，夜尿 2～3 次，舌脉同前。

尿常规： PRO 0.2g/L，WBC 7.8/μl，RBC 16.2/μl，BLD 20/μl。

处方：

1. 改二甲双胍 0.25g，仅早餐中服。

2. 中药内服方：2018 年 8 月 24 日方加蜂房 10g，继服 14 剂。

3. 中医外治处方：同 8 月 24 日方，继续泡足，14 剂，每日 1 剂。

六诊（2018 年 10 月 8 日）

查指血： FPG 6mmol/L，2hPG 9.4mmol/L。天气转凉，双下肢又见冷、胀，不麻，能正常步行 1 小时，舌转嫩红，苔中裂有津，脉细。

处方：

1. 停服二甲双胍（共用 70 日），至此，西药降糖药已全部停服。

2. 中药内服方：2018 年 9 月 21 日方加木瓜 15g，三七粉（冲服）3g，继服 14 剂。

七至九诊（2018 年 10 月 22 日—2018 年 11 月 5 日）

查指血： FPG 5.9mmol/L，2hPG 9.0mmol/L，HbA1c 6.5%。调治 3 个月余，血糖控制已完全达标，双下肢麻、冷、胀感也明显改善，舌转嫩红，中裂苔薄，舌下络脉轻迂曲，脉细。鉴于气候已转寒冷，结合四诊变化，转方拟益气养阴，活血通络为治。

处方：

生黄芪 60g	山茱萸 15g	桂枝 15g	酒白芍 18g
秦艽 15g	蜂房 10g	鸡血藤 30g	青风藤 15g
络石藤 15g	全蝎 6g	蜈蚣 2 条	
三七粉^{冲服} 3g			

三七粉^{冲服}3g

14 剂，水煎服

停用金蝉花粉。

外治方同 2018 年 8 月 24 日方，继续泡足，每日 1 剂。

十至十五诊（2018 年 11 月 19 日—2019 年 1 月 18 日）

查指血： FPG 5.1～5.4mmol/L，2hPG 8.9～11.8mmol/L。

证平，无不适，舌质嫩红，苔中裂，脉细，偶见饮食未控制，出现指尖测 2hPG 19.6mmol/L。经饮食调整后很快恢复正常。

处方：

生黄芪 60g	山茱萸 15g	桂枝 15g	生龟板[先煎] 15g
秦艽 15g	蜂房 10g	鸡血藤 30g	青风藤 15g
络石藤 15g	全蝎 6g	蜈蚣 2 条	三七粉[冲服] 3g
紫河车 6g	玄参 30g	苍术 10g	天花粉 30g
僵蚕 10g	透骨草 10g		

14 剂，水煎服

从 11 月 19 日至 12 月 17 日中药为每日 1 剂，此后病情平稳，改为每剂服 2 日。

十六诊（2019 年 3 月 15 日）

查指血:FPG 5.8mmol/L，2hPG 9.1～9.9mmol/L，睡前 6.0mmol/L。血糖继续达标，时值寒冬，双下肢麻、冷、胀感已完全消失，步态正常。步行 1 小时以上也无不适感，舌脉如前。

至此，病情已稳定半年以上，嘱上方改每周 1、3、5、7 服用 1 次，以资巩固疗效，天气转暖后停药。

按: 糖尿病周围神经病变是糖尿病最常见的慢性并发症之一，其中，远端感觉神经病变可占所有糖尿病神经病变的 50% 以上。本患病情隐匿，进展缓慢达 10 余年,因影响了患者的生活质量而来就医。从患者四诊综合分析，辨证为阴虚郁热，浊瘀阻滞，经络不利，故以滋阴清热治本，泄浊祛瘀通络治标，并选用中西结合方法，加降糖西药二甲双胍、格列美脲以稳定地控制血糖，是治疗糖尿病周围神经病变的重要措施，只有纠正了糖尿病的代谢紊乱（血糖、血脂），才可改善神经血管的血流和营养，使症状得以缓解。

先辈祝谌予降糖方，用生黄芪配生地黄，益气养阴以治本；苍术配玄参，脾肾兼顾，用苍术敛脾精，其性虽燥，但玄参滋阴补肾，质润可制苍术之燥；葛根配丹参，既升津液又活血通脉。上述六味中药经现代药理学证实均有确切的降糖作用。祝老的四藤一仙汤用藤枝攀绕、性善通络的四藤——钩藤、络石藤、海风藤、鸡血藤加通行十二经的威灵仙可以达通络活血、解痉止痛的目的。结合本证，因舌深红中裂，津液亏损明显，故在降糖之对药中，开

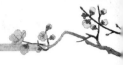

始暂不用生黄芪、生地黄，而是选用了玉竹、天花粉以加强养阴降糖作用；在四藤一仙汤中去钩藤加青风藤之苦平，可增祛风除痹功效。全蝎、蜈蚣为止痉散更有祛风解痉，通络止痛功效。至二诊后血糖虽已控制理想，仍加入生黄芪、生地黄以气阴双调，并加桂枝和营通络，通阳化气，以改善下肢麻、冷、胀症状。从三诊开始又加用了：金蝉花 2g tid。金蝉花又称蝉菌、蝉蛹草，历史记载比冬虫夏草早 800 余年，其性味甘寒，无毒，具疏散风热、明目止痉、定抽搐作用，现代医学认为它能提高免疫、抗肿瘤、抗辐射、辅助降糖、降脂、降压，并有改善肾及中枢神经系统功能。用肉桂、透骨草、伸筋草外洗双下肢，意在加强局部温阳活血通络，以达改善循环作用。患者从 2018 年 7 月 27 日开始用中西医结合方法治疗，短期使用西药降糖药物以尽早控制血糖，用中药内治、外洗相结合，在调治 8 个月后，症状完全缓解。其中，格列美脲共用 40 日，二甲双胍共用 70 日。中药内服方也从滋阴清热、泄浊祛瘀通络法转为益气养血、滋阴补肾、活血通络之大法。因病程已 10 年以上，用虫类药活血、搜剔络道始终贯穿治疗全过程。此后进入隆冬时节，又加用紫河车、生龟板血肉有情之品，以增补肾固本之效。

对糖尿病已有周围神经病变的老年患者，在选用降糖西药时，宜遵循早期联合用药原则，其中不宜选择强效的促胰岛素分泌剂，如格列本脲、消渴丸等，以防止引起严重低血糖反应，反而加重糖尿病神经病变。二甲双胍不刺激胰岛 β 细胞分泌胰岛素，很少引起低血糖，还有改善脂肪代谢及纤维蛋白溶解，减少血小板聚集作用，可提高胰岛素敏感性，该药已应用一个世纪，现代研究还发现有抗肿瘤及抗衰老作用，但对严重肝肾功能不全、心衰缺氧情况下，因容易导致乳酸性酸中毒，不宜使用本药。格列美脲为第三代磺酰脲类药，体内半衰期长达 9 个小时，故只需每日口服 1 次，能通过与胰岛无关的途径来增加葡萄糖的摄取。在服用磺酰脲类、双胍类药物期间，应戒烟戒酒。这一点应该跟患者交代清楚。

六、焦虑——抑郁症治验

刘某，女，55 岁，初诊日期 2018 年 4 月 16 日。

主诉：失眠、眩晕、呕吐反复发作 1 年余，彻夜不寐伴精神恍惚、不食 1 周。

现病史：患者经常失眠，用艾司唑仑安眠少效，常焦躁不安、眩晕欲吐。近 1 周因精神刺激后彻夜不寐、卧床不起，不能进食，遂于 2018 年 4 月 16 日来老年病科门诊。

现症：形瘦憔悴，精神委顿，面红似醉状，由他人扶入门诊，勉强仰头支撑于椅子上。询云头晕目眩，如立舟车之中，动则欲吐，不能进食。欲寐不能寐，少言寡语，精神恍惚，口不渴、尿便均少，舌质偏红，苔中根白腻，脉细弦。BP 109/64mmHg，P 82 次 /min，身高 156cm，体重 35kg。

西医诊断：焦虑——抑郁症。

中医诊断：郁症，癫症。

中医辨证：情欲不遂，肝郁化火，肝旺夹痰，蒙蔽清窍，郁热伤阴，百脉失养，心神不宁。

治法：滋阴潜阳、清肝达郁，化痰开窍，百合地黄汤（《金匮要略》）合半夏天麻白术汤（《医学心悟》）加味化裁。

处方：

百合 30g	鲜地黄 30g	天麻 30g	法半夏 30g
夏枯草 30g	生白术 60g	茯苓 30g	荷叶 15g
泽泻 24g	车前草 30g	柴胡 15g	生龙骨^{先煎} 30g
生牡蛎^{先煎} 30g	炒枣仁粉^{冲服} 12g		

7 剂，水煎服

二诊（2018 年 4 月 23 日）

患者喜形于色，双目有神，自行步入诊室，询云眩晕、呕吐悉除，诉述了自己发病的隐曲，情绪已趋平稳，正常饮食，夜寐也安，尿便调畅，望舌仍偏红，腻苔已化，脉细弦。原方继服，以固其效。

三诊（2018 年 5 月 11 日）

因故近又见头晕，程度较前轻浅，曾呕吐 1 次，为胃内容物，生活尚能自理，苔脉同前。考虑仍为阴虚郁热，肝火上冲过甚使然，仿张锡纯镇肝熄风汤之意，原方参入煅赭石、生龟甲、玄参、天冬以滋阴潜阳、镇肝息风。

四诊（2018 年 5 月 25 日）

药后症情平稳，近二日因故又彻夜未寐，尚无头晕，但身热汗出，双下肢厥冷（需穿三条长裤并热敷始能缓解），食欲不振，食入腹胀，大便干结，

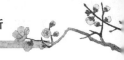

舌质偏红，苔中、根白腻，脉细弦。

叠经月余调治，肝火已降，但气郁痰热未除，脾胃纳运未健，中焦气机的升降失常，堵塞了上下交通的通道，致下焦肾水不能上承于心，上焦心火不能下济于肾，故出现热盛于上，寒滞于下的上热下寒之象。转方拟理气解郁、清化痰热、清上温下、调达气机，越鞠丸、黄连温胆汤、交泰丸（《韩氏医通》）三方加减化裁。

处方：

川芎 15g	炒苍术 15g	炒神曲 15g	醋香附 10g
生栀子 6g	黄连 10g	肉桂 4g	法半夏 30g
夏枯草 30g	竹茹 30g	枳实 15g	茯神 30g
陈皮 10g	夜交藤 30g	紫芝 6g	荷梗 12g

14剂，水煎服

五诊（2018 年 7 月 20 日）

诸恙悉除，偶有头晕，寐安，纳便均调。今穿单裤一条，无肢冷感，仍汗出（天气已热）不多，舌质偏红，苔中根微腻，脉细小弦。BP 112/62mmHg，P 83 次/min，体重 45kg。

考虑患者本为阴虚郁热之证，结合时令，仍按原拟调治，参入芳香清暑利湿之品，以冀巩固疗效。用 2018 年 4 月 16 日方加佩兰 10g，藿梗 10g。

按： 这是一例典型的由情志不遂引起的精神障碍性疾病，符合《金匮要略》"百合病"范畴。论曰"百合病者，百脉一宗，悉致其病也。意欲食复不能食，常默默，欲卧不能卧，欲行不能行……"，为百脉因一源而合病，此一源系忧思过度、郁热伤阴，百脉失养，神明不能自主使然。患者常年失眠，精神抑郁，最易损伤人体精血津液，尤其 1 周的彻夜不寐，焦虑烦躁，不吃不喝，使体内精血津液进一步耗伤，病情即由量变转向质变，所以选用百合地黄汤养阴清热，宁心安神。百合地黄汤原为心肺同病，阴虚内热而设，但根据方中百合、地黄两药的性味归经，可知该方并不一定专为心肺同病而设，只要是阴虚郁热之证皆可选用。《日华子本草》认为百合具有"安心、定胆、益志、养五脏，治癫邪，啼泣狂叫，惊悸……"之功，故对情志疾病的调治是甚为贴切的。在百合地黄汤基础上，又加用了半夏天麻白术汤（《医学心悟》），意在平肝祛风，健脾化痰，且重用生白术，则化痰利水作用强于补气健脾，还有运脾助便作用。按《医学心悟·眩晕门》所云"有湿痰壅遏者……头眩眼花，非天麻、半夏不除是也"。

《黄帝内经》云"卫气行于阳，不得入于阴为不寐，饮以半夏汤，阴阳既通，其卧立至"，说明半夏不仅能降逆止呕，燥湿化痰、消痞散结，还具有交通阴阳作用。清代医学家邹润安进一步阐释为"是故半夏非能散也，阴不格阳，阳和而气布矣；半夏非能降也，阳能入阴，阴和而饮不停矣"。半夏能引阳入阴，使阴阳交合，则不寐之症可除矣。方中之所以用夏枯草，在《本草纲目》引丹溪之说"此草夏至后即枯，盖禀纯阳之气，得阴气则枯"，也为从阳引阴之作用，与半夏相须为用，使交通阴阳之力更宏。方中还用柴胡、生龙骨、生牡蛎以清肝达郁、重镇安神。对阴虚郁热所致心肝之病，治则宜滋宜柔，故本方用酸枣仁之甘缓，以养肝柔肝、宁心安神，故有人称酸枣仁为"东方睡果"。

本患初诊形瘦色夺，让我极度担心因患者一周的不进食，可引起血容量不足及电解质紊乱而随时发生意外，也考虑是否有肿瘤、结核等慢性消耗性疾病隐藏，所以首先在确认患者生命体征平稳前提下，根据既往经验及症情分析，认定属精神障碍引起的可能性较大，故先拟 1 周中药汤剂作为试探，并适度进行心理辅导，嘱饮食起居注意事项等。二诊时出现了让医患都惊喜的疗效，证实了最初诊断是正确的，也进一步体会中医辨证精当，对这类疾病可起立竿见影之效。但焦虑——抑郁症终由情志而起，极易因细小的额外刺激而出现病情反复且症状多变，临证宜抓主症，方随证变，或作微调，更重要的是不断的心理辅导，使之"开窍"，正为《中藏经》所曰"宜节忧思以养气，慎喜怒以全真，此最为良法也"。

七、高龄顽固性头晕头痛治验

唐某，女，80 岁，初诊日期 2016 年 10 月 21 日。
主诉：终日头晕伴阵发头顶胀痛多年。
现病史：患者因高血压病 10 余年，长期服用氨氯地平 5mg，日 1 次，血压控制良好（BP 130/80mmHg 左右），但仍感终日头晕，阵发头顶胀

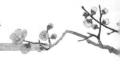

痛，伴焦躁不安，失眠，长年服艾司唑仑 1~2mg 能睡眠 5 小时左右，但记忆力严重减退，曾多次在我院神经内科检查，确诊为多发性脑梗死、颈椎病、睡眠障碍，配服甲磺酸倍他司汀片、尼麦角林、甲钴胺等效果不显，经他人介绍前来门诊。

现症：头晕在变动体位，尤其是由坐位到立位时为甚，开始行走时必须有人扶持方能走动（已排除体位性低血压），卧之不晕，因此很难一人自主活动。通常雾霾天时症状重于晴天，阵发头顶胀痛，不吐，汗多心悸，焦躁不安，双手握物及双足蹬地时感觉手足麻木，但功能无障碍。食欲正常，口干，大便干结，数日一行，入眠难（需 1.5 小时），依赖每晚口服艾司唑仑 1~2mg，可入睡 5 小时，但醒后头晕明显，伴记忆力严重减退。望面色发红、舌红、苔薄中裂、少津，舌下络脉轻度迂曲，脉细弦数尺弱。

西医诊断：原发性高血压病，多发性脑梗死。

中医诊断：头晕，头痛。

中医辨证：肝肾精血亏虚，髓海不足，清窍失养，久则瘀阻脑络，虚风上扰，阳不入阴，阴阳失调。

治法：滋养肝肾，镇肝息风，通窍活血，补泻兼施。

方选：镇肝熄风汤合孔圣枕中丹加减。

处方：

鲜地黄 20g	生地黄 30g	山茱萸 15g	丹皮 15g
天麻 30g	双钩藤后下 15g	川芎 15g	沙苑子 15g
肉苁蓉 15g	菊花 10g	石菖蒲 15g	远志 10g
五味子 15g	生龟甲先煎 15g	生龙骨先煎 30g	生牡蛎先煎 30g
炒枣仁粉冲服 9g	三七粉冲服 3g		

14 剂，水煎服

治疗经过：

患者因必须有人陪同始能前来门诊，再加天气等原因，在近 5 个月时间里仅服用上方约 60 剂，效果不明显。血压控制良好或偏低，上述症状始终未减，在 2017 年 3 月 10 日来诊后分析原因，可能与治疗的不连贯有关，告诫家属，高龄慢性病最好坚持连续治疗，才能观察疗效，并予原方中先后加入白芍 18g，甘草 6g，葛根 30g，以酸甘化阴，升发清阳，直至 2017

年 5 月 8 日第三次复诊时，头晕、头痛均已缓解，睡眠仍依赖艾司唑仑，但睡眠时间延长，质量提高。患者精神焕发，生活全部自理。在 2017 年 5 月 22 日复诊时，唯手足麻木减轻未愈，予原方加入止痉散（全蝎、蜈蚣），嘱中药可二至三日服用 1 剂，缓图并巩固疗效，并将降压药方案调整为氨氯地平 5mg×1/2、富马酸比索洛尔 5mg×1/2，每日早晨起床后服，日 1 次。此后病情追踪一直稳定。随着天气逐渐炎热，后续治疗已停用氨氯地平，单用富马酸比索洛尔 5mg×1/2 qd，血压仍然达标。

按：本案为一高龄女性高血压与多发性脑梗死患者，虽基础病控制良好，但头晕、头痛、失眠、肢麻等症状始终不减，主诉甚多，特别是与睡眠及环境改变关系密切，结合舌、脉所见，当属肝肾精血不足为主，不能上注于头，"上虚则眩"（《黄帝内经》），所以当变动体位时，头部供血更少，而产生头晕、头痛诸症。肝肾乙癸同源，法当肝肾同治，此外水亏可致肝阳偏亢，风火相煽，上扰心神，令患者精神亢奋，难以入眠，所以方中既用生地黄，又用鲜地黄之气清质润，甘寒多汁以清热生津，并加山茱萸、沙苑子、肉苁蓉温润填精，用龟甲、龙骨、牡蛎以育阴潜阳，镇肝息风，更加天麻、钩藤、酸枣仁、菊花、五味子以平肝安神，使患者睡眠改善，髓海得养，精力才能充沛。在用药的前 5 个月中，之所以效果不显，是与本病既有先天禀赋不足，高龄脏器功能衰退，还有高血压、脑梗死病带来的直接影响等多种因素叠加有关，为患久延，难期速效。作为医者，在确认辨证无误的前提下，积极做好患者及家属的心理疏导是很重要的，所以在持续用药 3 个月后，头晕、头痛悉除，为保证有效的脑供血供氧，随天气转热调整了原降压方案，血压继续达标，唯余手足麻木，加入虫类药搜剔络道，活血通经以缓图取效。

头晕、精力不支是老年人最常见的症状，又常伴见失眠，很多老人服用各类安眠药已达数十年，带来了很大的成瘾性和依赖性，这本身就可引起患者头晕乏力，记忆力不断下降，如果安眠药的使用有增无减，前述那些症状是不可能缓解的。我认为最好的办法是用中药进行整体调治，并逐步减少使用安眠药的种类和剂量，这样对患者症状的减轻，对老人整个身体状况的改善会起很大帮助。要达到这个目的，还要靠老人主观上不断增强健康意识，提高对疾病与衰老的正确理解，才能建立起很好的生活方式和治疗的依从性，更要依赖医生的精心诊治，这确实是任重道远的艰辛之路。

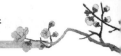

八、心脏自主神经功能紊乱综合征治验

张凤兰，女，69 岁（内蒙古），初诊日期 2017 年 6 月 30 日。

主诉： 阵发性胸闷憋气半年。

现病史： 患者半年前无明显诱因出现阵发性心悸，胸骨后不适。2017 年年初及 6 月，先后两次从内蒙古来京入住阜外医院，前后进行了 UCG、CTA 及心肌核素扫描等检查，排除心脏器质性病变及高血压心脏病，专程于 2017 年 6 月 30 日来我科治疗。

既往史： 高血压数十年（不详），间断服用苯磺酸氨氯地平 5mg qd、酒石酸美托洛尔片 25mg bid、替米沙坦片 80mg qd，三药联合降压治疗，用药极不规律，自测血压正常或无头晕感觉时就停服降压药，发现血压升高或有症状时再继续服药，血压常波动在 160～150/100～90mmHg 之间，曾查血脂、血糖正常。

现症： 不时用手揉压胸际，自感有填塞感，或气逆上冲，需用力深呼吸，长出气后始能缓解片刻，发作与劳力无关。神情亢奋，独语不休，焦躁不安，时有头晕，心悸、夜寐不宁，纳食正常，但大便干结，数日一行。形体丰腴，面色紫红，舌红、苔薄，舌下络脉迂曲，脉弦细数。查：BP 160/100mmHg，P 88 次 /min。

西医诊断： 心脏自主神经功能紊乱，高血压 2 级（高危）。

中医诊断： 胸痹，心悸。

中医辨证： 阴虚血热，心神不安，升降失司，瘀滞脉络。

治法： 滋阴凉血，行气化瘀，通阳开结，从防己地黄汤、升降散、丹参饮、瓜蒌薤白桂枝汤，四方化裁。

处方：

防己 10g	鲜地黄 30g	瓜蒌 15g	薤白 15g
桂枝 10g	丹参 30g	檀香^{后下} 6g	砂仁^{后下} 4g
蝉蜕 10g	僵蚕 10g	姜黄 15g	生大黄 10g
生龙骨^{先煎} 30g	生牡蛎^{先煎} 30g	炙甘草 10g	

3 剂，水煎服

并嘱进行家庭自行血压监测（6am—8am，4pm—6pm，睡前共三个时间段），3日后再将自测量表带来复诊。

三诊（2017年7月3日）

药后自觉胸际填塞感显减，是半年来最舒适的几天，已无心悸焦躁，气逆上冲，大便畅行，日1次，舌红转淡，脉数已静。前方中的，略事加减。

处方：上方去生大黄10g，加熟大黄6g，继服15剂。

另：根据患者自测家庭血压变化，呈血压晨峰，单晨峰、单峰型，故调整降压方案为：

苯磺酸氨氯地平片 5mg am；

酒石酸美托洛尔片 25mg am，12.5mg pm；

氢氯噻嗪12.5mg am。

三药联合治疗（am时间均指清晨起床后即服，pm时间指下午4点左右）。

按：本案在排除心脏、血管、瓣膜器质性病变基础上，明确患者属心脏自主神经不稳定导致的功能性改变。其症状颇似《金匮要略·中风历节病脉证并治》中防己地黄汤证"治病如狂状，妄行，独语不休，无寒热，其脉浮"之候。为阴虚血热使脏腑气机升降失调，虚风妄动，引起心神不安，表现以胸际填塞感，气逆上冲为主证，故方中重用鲜地黄配防己以滋阴凉血，祛风清热；桂枝配甘草以平降冲逆。同时又用瓜蒌薤白桂枝汤以理气宽胸，通阳散结；用丹参饮以加强行气化瘀之力；升降散中姜黄的辛开配蝉蜕可息风解痉，并能清热解郁，行气散结，活血通络，配合大黄的升清泄浊，使邪热从上下分消。现代药理也证实僵蚕、蝉蜕均有一定的镇静、抗惊厥作用。此外处方中还加了龙骨、牡蛎以达重镇安神潜阳之功。所以，患者仅服药3日即症状大减。面对复杂的病证，谨守病机，复方图治，功效神奇。

九、重度汗症（大汗淋漓）治验

韩某，男，75岁，初诊日期2017年6月23日。

主诉：身半以上汗出不止多年。

现病史：多年来身半以上大汗不止，于每年七八月症状更重，终日汗透

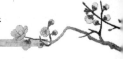

衣被，与活动及情绪波动无关，曾多方求医乏效。2017年进入6月即症状不断加重，经他人介绍前来门诊。

既往史： 原发性高血压病、多发性脑梗死、帕金森病、隐性糖尿病均已数十年，经治病情稳定，但后遗左侧肢体偏瘫，仍续用西药维持治疗。

现症： 轮椅入室，面白神倦，虽室内空调已至24℃左右，仍见面颊、耳后汗水不断下滴，自云饭后及稍有活动则身半以上汗出透衣，身半以下无汗，在夜卧时被服、床垫经常全部湿透，伴潮热、口干，精神极度倦怠，纳谷尚可，大便干结，四五日一行，舌质红，苔薄中裂少津，舌质红，舌下络脉轻度迂曲，脉细弦数。

西医诊断： 多发性脑梗死，帕金森病，2型糖尿病。

中医诊断： 汗症。

中医辨证： 肾阴不足，相火偏亢；腑实不通，邪热内蕴。

治法： 先拟滋肾降火，清热除蒸。从大补阴丸、青蒿鳖甲煎化裁。

处方：

熟地黄 30g	生地黄 30g	生龟板^{先煎}10g	知母 30g

熟地黄 30g　　生地黄 30g　　生龟板^{先煎}10g　　知母 30g

黄柏 12g　　　青蒿 15g　　　白薇 30g　　　　　旱莲草 30g

丹皮 15g　　　地骨皮 24g　　石斛 30g　　　　　五倍子 10g

煅牡蛎^{先煎}30g　麻黄根 10g

7剂，水煎服

治疗经过： 经上方连续口服3周后潮热汗多略有减少。在第三次复诊（7月17日）时原方加入阿胶15g，此后效果逐日明显，虽时值炎夏盛暑，汗出已无不断下滴及湿透衣被等现象。在第五次复诊（8月21日）时在阴复津回基础上，原方加入大黄粉3g，以助通腑泄热。第六次复诊（9月4日）时汗出已止，大便畅行，嘱停服中药，改养阴润肠中成药善后。

按： 患者系一多病、久病又有残疾的老年患者，原发病虽经西药控制病情，但"久病必虚"加之一些西药的副作用，致使阴阳失衡，骨蒸劳热，既有肾虚相火亢盛一面，又有腑实不通，邪热内蕴的另一面。朱丹溪云"阴常不足，阳常有余，宜常养其阴，阴与阳济，则水能制火，斯无病矣"。故先选用大补阴丸壮水（地黄、龟板）与制火（知母、黄柏）并重，同时又用青蒿、白薇加强清热除蒸，旱莲草、地骨皮、丹皮、石斛增加凉血清热，并用五倍子、麻黄根、牡蛎以收敛止汗，用药 3 周后阴液来复，稍能制火，则汗出有减。考虑本案不是一单纯肾虚相火偏亢之证，从面色偏白，而不是颧红面赤，表明尚有血虚液乏，遂在三诊时方中加用阿胶 15g，以养血滋阴，其年腻之性，可有助于敛汗，故此后虽时值盛夏，汗出未增反减，病情向好的方面转化。最后一步是清除腑实邪热，故在加入大黄粉 3g（第五次复诊）后 2 周，汗症全部缓解，此案通过前后三步治则，或养阴除蒸，或滋阴降火，或降阳和阴，药随证变，而收佳效。

十、多发性结肠息肉治验

时某，男，79 岁，初诊日期 2013 年 6 月 13 日。

主诉：体检发现肠息肉 10 年。

现病史：患者在 2003 年体检时发现多发性结肠息肉，无任何不适症状。从 2003 年至 2013 年先后 5 次通过肠镜切除息肉。病理均为肠腺瘤。因畏惧息肉复发及恶变，想试用中药治疗，遂于 2013 年 6 月 13 日来老年病科诊治。

既往史：冠心病，动脉粥样硬化伴高脂血症，经西药控制，病情一直稳定。

现症：间有腹胀肠鸣，无腹痛，矢气频多、臭秽，大便不爽，日 2~5 次，成形或稀便。自感内热口干，溲黄，不耐疲劳，舌红绛有津、苔根腻黄，舌下络脉迂曲，脉细弦。

2013 年 3 月 26 日电子肠镜检查所见：距肛门口 60cm 横结肠中段见一直径约 0.3cm 山田 1 型息肉，表面黏膜光滑，距肛门口 20cm 处以下共见 10 余枚直径约 0.2cm、0.3cm 扁平隆起，表面黏膜光滑，色泽正常，均以氩气刀与高频电凝电切术处理，残端完整，未见出血。余所见结肠、直肠黏膜光滑完整，血管纹理清晰，未见明显异常。肠镜诊断：结肠多发息肉电切术后。

西医诊断：结肠多发息肉。

中医诊断：癥积。

辨证：脾阴不足，湿热内生，肠失传导，浊毒稽留，瘀滞为积。

治法：养阴清热，运脾化湿，通腑泄毒，行瘀散积。

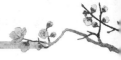

处方：

鲜地黄 30g	沙参 30g	生白术 30g	生薏苡仁 30g
败酱草 15g	黄连 6g	炒瓜蒌子 30g	陈皮 10g
鸡内金 10g	桃仁 10g	威灵仙 15g	
山甲珠 6g（现临床已停用，可用替代品）			丹参 30g
仙鹤草 30g	紫芝 6g	白花蛇舌草 15g	半枝莲 15g
莪术 30g			

14 剂，水煎服

治疗经过：首先，叮嘱患者一定要改变不良生活方式，尤其饮食要避免辛辣刺激、油炸香窜之品，要素多荤少，结构均衡合理，忌食剩菜剩饭及饮烈性白酒（已开具饮食处方）。经上方加减调治（患者 1 个月来诊 1 次），腻苔在服药后 1 个月已全部消退，舌质红绛也转淡，自云感觉舒适，口已不干，也无内热，无腹胀腹痛，大便日 1~2 次，成形便。但当过食油腻或粗纤维食物后，仍有大便稀溏、臭秽现象，故在原方基础上加入炒扁豆、炒山楂、马齿苋等消食导滞之品，大便又可恢复正常。至 2015 年 6 月 18 日电子肠镜检查所见：循腔进镜 80cm 达回盲部，回盲瓣光滑、唇样，阑尾开口未见异样。退镜观察：所见结肠及直肠黏膜光滑完整，血管纹理清晰，未见新生物。故从 2016 年 8 月 12 日后，改服原汤剂每 2 日 1 剂以作善后。随访至 2019 年 10 月 19 日肠镜复查所见：循腔进镜 80cm 达回盲部，回盲瓣光滑、唇样，阑尾开口清，所见结肠及直肠黏膜光滑完整，血管纹理清晰，结肠袋完整，未见溃疡、狭窄等明显异常。诊断：结肠、直肠未见异常。至此，通过中药健脾养阴，化湿行瘀，通腑解毒方法，使患者从 2003 年发现多发结肠息肉，每 2 年就要用肠镜电切，到 2013 年持续中药治疗 2 年后，再次肠镜复查已未见息肉生长，以后又定期多次复查，至 2019 年 10 月 19 日肠镜复查结肠、直肠未见异常，证实已有 6 年没有复发，达到了用中药防止息肉再生及癌变的目的。

按：本案为一例多发结肠息肉病高龄患者，属中医"癥积"范畴。《景岳全书》曰："壮人无积，虚人则有之。"《医宗必读》曰："积之成者，正气不足而后邪气踞之。"该患虽多次肠镜切除息肉，但复查仍有息肉不断生长，这与患者的禀赋及后天不良生活方式密切相关。汤钊猷院士对此曾提出肿瘤

"种子/土壤学说"，发表抗癌新观点，要"改善肠胃局部微生态环境，使之不利于细胞变异和肿瘤生长，消灭与改造并举"（汤钊猷. 消灭与改造并举：院士抗癌新观点 [M]. 上海：上海科学技术出版社，2011. ）。

从患者脉证分析，癥积来源于积年脾阴不足，既可因脾虚失运而生湿浊，又可致肠燥传化失司而大便异常，由于湿浊久蕴，化生热毒，稽留肠腑，瘀滞为积，形成癥积之患。遵循积病"坚者削之""肠腑为传化之官""六腑以通为用"等理论依据，在健脾养阴治本基础上，必须化湿行瘀，通腑气，解积毒以治标。患者已年逾古稀，在选择药物的剂量上要把握好扶正与祛邪的尺度。故方中选用鲜地黄、沙参、生白术、陈皮、鸡内金、生薏苡仁之健脾养阴化湿，又用丹参、莪术、威灵仙、桃仁以行瘀软坚化积，瓜蒌仁以利肠道，更用白花蛇舌草、半枝莲以抗癌解毒。方中选用灵芝是取其滋补强壮、扶正固本作用。因为灵芝具有双向调节人体机能平衡，以提高免疫功能，恢复人体内脏和细胞的标准化，从而达到预防肿瘤生成和遏制肿瘤扩散和生长的作用（尤其其中主要成分灵芝多糖）。上海药物研究所通过大量实验提出一种新的抗癌机制，就是端粒酶论，灵芝能使癌细胞端粒酶失去存活条件，促进了癌细胞的自然死亡，也就是说，灵芝能够"杀死"癌细胞。此外，灵芝对患者原有的冠心病还有增加冠脉流量，降低心肌耗氧量等保护作用。仙鹤草又名"脱力草"，既可调补气血，又可防止息肉引起出血之虑。

本案之所以取得较好疗效，得益于患者的依从性很好，能坚持治疗，持之以恒，在复查肠镜息肉没有再度生长之后，更加坚定了治病防患的决心。另外，也得益于患者彻底改变了自己的生活方式，使肠道的微生态逐步恢复正常，从根本上改变了息肉的生长环境，使之无处可长，对康复有所助益。

十一、慢性萎缩性胃炎、重度肠上皮化生伴耐药性幽门螺杆菌感染治验

刘某，女，67岁，初诊日期2011年9月26日。

主诉：上腹膜胀、疼痛多年。

现病史：患者从中年以后经常感觉上腹饱胀或痛，餐后症状加重，伴有嗳气、泛酸、便结，经中西药物治疗少效。遂于2009年5月11日行第

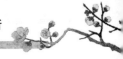

1次胃镜检查，诊断：反流性食管炎，食管裂孔功能障碍，萎缩性胃炎。胃窦黏膜活检提示：黏膜中度慢性炎，固有腺体减少，黏膜肌增生，重度肠化生。经西药抑酸、保护胃黏膜、促动力药等治疗，症状时好时差，此间曾多次查 ^{13}C 呼气试验，Hp（+）~（+++），间断 2 次用西药四联清除 Hp。在 2011 年 9 月 19 日第 3 次胃镜诊断为：反流性食管炎，胃体小糜烂灶，萎缩性胃炎，Hp（++）。于 2011 年 9 月 26 日来门诊治疗。

既往史： 隐性糖尿病，动脉粥样硬化伴高脂血症，原发性血小板减少症，季节性过敏性鼻炎等，均经我门诊治疗病情稳定。

现症： 上腹膜胀时痛，稍有多食或进食冷饮则症状加重，频频嗳气、泛酸、口干喜热饮、大便干结，每次需用开塞露引导方能排便。排便后症状减轻。终日神倦乏力，望面色晦滞，舌紫红、苔白腻罩黄。舌下络脉迂曲，脉细滑。

西医诊断： 慢性萎缩性胃炎，重度肠上皮化生，幽门螺杆菌感染，习惯性便秘，结肠黑变病。

中医诊断： 胃痛，吐酸，便秘。

中医辨证： 脾虚湿困，久蕴化热，胃阴受戕，通降失职，气郁血滞，瘀毒内阻。

治法： 辛开苦降，化湿和中，生津益胃，行气活血。从半夏泻心汤、小陷胸汤、麦门冬汤加减化裁。

处方：

法半夏 15g	干姜 6g	黄连 8g	麦冬 30g
生白术 120g	茯苓 15g	枳实 15g	姜厚朴 10g
生黄芪 15g	黄精 15g	乌贼骨^{先煎} 30g	煅瓦楞^{先煎} 30g
浙贝母 10g	草果仁 6g	炒决明子 15g	桃仁 12g
全瓜蒌 50g	生薏苡仁 30g	莪术 30g	苏梗 10g
蒲公英 30g	玉蝴蝶 3g		

14 剂，水煎服

治疗经过： 用上方加减再结合西药四联清除 Hp 的治疗方案，经先后 3 次 ^{13}C 吹气试验结果 Hp 均为阴性，并于 2015 年 9 月 14 日，第 4 次胃镜检查报告：胃体黏膜皱襞排列整齐，色泽清红，分泌物少许。并且胃体小糜烂灶已修复，原胃角、胃窦黏膜病变也减轻为浅表萎缩性胃炎。病理显示：

中度上皮肠化伴轻度非典型性增生，Hp（－）。自觉上腹部胀痛已消失，但食多仍间有不适感，一般不泛酸，大便日行或始便时微结，面色已不晦滞，苔薄黄，舌紫红好转，脉细滑。患者又于2016年12月26日第5次胃镜检查结果Hp（－），黏膜病变与2015年基本相同。2016年12月22日肠镜检查诊断：结肠黑变病。目前继续服中药调治中。

按：患者多年胃胀胃痛，先后多次胃镜检查提示：胃黏膜病变已逐步发展为萎缩性胃炎伴重度肠化生，非典型性增生并出现胃体小糜烂灶及Hp（＋＋），要警惕癌变。叠经中西医结合近7年的治疗，清除了Hp，黏膜病变由萎缩性胃炎减轻为浅表萎缩性胃炎，胃体糜烂灶已修复。说明胃黏膜病变是可以逆转的，积极治疗可以防止发生癌变，但过程缓慢需要耐心治疗。

应用中医经典结合辨证辨病，我的体会有：

1. 叶天士曾云"太阴湿土，得阳始运，阳明燥土，得阴自安"，本案脾寒胃热，当寒热并施，辛开苦降为法。故选用半夏泻心汤、麦门冬汤、小陷胸汤化裁。从舌象分析，其脾胃失调，当以胃阴不足更为明显。"胃为阳土，宜凉宜润"，故在辛开苦降的基础上重用麦冬，以生津润燥，半夏降逆下气得麦冬无温燥之嫌。

2. 本案特点是胃之痞满与饮食不节密切相关，观舌苔始终厚腻，有别于肝郁不疏，脾运不健，不食也胀之病候。不宜用柴胡疏肝散或四逆散通过疏肝调气，来解决脾升胃降之失调，同时从患者的舌脉分析，也不符合叶天士《临证指南医案》中"胀久不愈，当从肝经络脉治法之活血通络散证"（方用桃仁、丹参、旋覆花、当归须、川芎、生麦芽、柏子仁）。当痞满顽固不解之时，应从四诊合参，反复辨证，抓住主证是取得临床疗效的决定因素之一。

3. 乌贝散是60年代我在江苏省中医院实习时，医院的一个内部协定方，由乌贼骨与浙贝母两味中药组成，用以治疗胃炎，消化性溃疡等表现为泛酸多的病症。以乌贼骨之咸、微温能收敛制酸；浙贝母之苦、微寒，可清热化痰，来抑制胃酸的过多分泌。药理药化提示含有生物碱，有类似阿托品作用，可减少胃酸分泌，如果酸分泌特别多，还可再加瓦楞子之咸、平，以增强乌贝散之制酸止痛及软坚散结作用。

4. 本案不用半夏泻心汤中人参、大枣之补中，而选用生黄芪配黄精，是考虑患者还有糖尿病，黄芪、黄精既能补虚又有一定调节血糖作用，此证

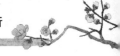

用人参恐碍湿，大枣含糖较高，故弃而不用，此中的取舍，亦有分寸。

5. 用药体验

（1）白术是一味健脾燥湿之品，味苦、甘，性温。临床应用中我体会其补气作用较弱，是以燥湿运脾为主。生用则燥湿利水作用较强，炒用则功偏健脾补气，生白术更长于健脾通便，但用量宜大。从白术药理分析还具有轻度降低血糖的作用，故本案方中重用生白术达120g，并加用枳实、厚朴使消痞除胀、通便作用更佳。

（2）对于Hp（+）或肠上皮化生患者。可从辨病角度结合辨证，并根据中药的药理药化来选用清热化湿之蒲公英、黄芩、黄连、黄柏、土茯苓、槟榔、半枝莲、白花蛇舌草、石见穿、藤梨根、白英、龙葵、薏苡仁、三棱、莪术、猫人参等。如有脾阳不足、寒湿内停者，则要注意药物配伍及剂量调整。值得一提的是蒲公英苦甘性凉，能宣散瘀热，升腾胃气，常选用以清化和胃，达到清除Hp的目的。

（3）玉蝴蝶为紫葳科植物的干燥成熟种子，味苦性寒，有清热利咽，养阴生津，疏肝和胃，敛疮生肌作用。前辈章次公认为玉蝴蝶功擅润肺、舒肺、和胃生肌。除咳嗽喑哑外，善治肝胃气痛，疮口不敛，还有补虚宽中、促进食欲之功，故本案用以和胃生肌而选用之。

（4）草果仁为姜科多年生草本植物草果的果实，味辛性温，功能温中燥湿，常用于截疟，本案方中取其芳香醒脾，化湿和中，且以制诸药寒凉之性。

十二、胃肠功能紊乱治验

崔某，女，80岁，初诊日期2017年6月12日。

主诉： 食少腹胀，大便次数增多1年。

现病史： 患者近1年来大便每日数行，伴食少腹胀，全身乏力。曾在本院消化科行多种检查，排除器官性病变及药源性腹泻，诊断为胃肠功能紊乱，予复方消化酶、乳酸菌素、地衣芽孢杆菌活菌胶囊、双歧杆菌三联活菌胶囊等助消化及微生态药物，效果不佳，经他人介绍前来门诊。

既往史： 过敏性鼻炎，慢性支气管炎，严重骨质疏松症，重度骨关节炎，缺血性脑血管病。

现症：食入片刻即欲排便，大便呈稀便或有不化之物，无腹痛，因此常畏惧进食，食量也越来越少，食入即感腹胀、肠鸣、矢气不多。自感形寒肢冷，虽时值夏至，天气持续高温状态，仍不敢在空调环境下生活。望面色㿠白少神，身体瘦削，痿软乏力，常气短咳嗽痰多，时觉头晕目眩失眠，舌淡、苔白，脉细软。

西医诊断：胃肠功能紊乱。

中医诊断：泄泻。

中医辨证：脾虚胃弱，寒湿内蕴，升降失度，生化乏源。

治法：健脾化湿，温阳助运，行气和中。方选香砂六君子汤合理中丸加减化裁。

处方：

人参叶 12g	麸炒白术 15g	茯苓 30g	木香^{后下}6g

人参叶 12g　　麸炒白术 15g　　茯苓 30g　　木香^{后下}6g

砂仁^{后下}4g　　炮姜炭 6g　　姜半夏 15g　　姜厚朴 15g

陈皮 10g　　炒扁豆 10g　　焦神曲 30g　　黄连 2g

苏梗 15g

14 剂，水煎服

治疗经过：上方服用 2 周后，大便已成形，日 1 次，食欲已振，精神明显好转，但吹冷风时仍有便意感，取上方加黄芪 15g，增强补气功效，加防风 10g，取"风能胜湿"及升脾阳止泻之用。此后 3 个月根据患者脾胃纳运能力，转以健脾补气为主，使虚能受补，以复气血生化之源，患者面色红润，体重增加 2.5kg，原有慢性支气管炎等病也一直稳定未作。

按：高龄老人在罹患多脏器病变的情况下，一定要注重将脾胃的后天之本作为主要矛盾，所谓"得谷者昌，失谷者亡"，如失去气血生化的源泉，老人的营养供给就没有保障，将给器官功能的修复带来很大影响。该患者的多种疾病中，食少腹泻是当下主症，结合舌脉所见，选用四君子汤补脾益气为基本方，方中人参叶既可大补元气，还能安神益智，有助眠之功。由于病程较久，脾气虚弱已进一步发展为脾阳不振之面㿠形寒，泄泻清谷，加之高龄，肾阳也出现亏损，故方中加用炮姜炭以温阳助运，适时还可加用附子以温肾壮阳。另外，患者还有腹胀、咳嗽、痰多等气滞痰湿内阻之象，加木香、砂仁、姜半夏、厚朴、苏梗等可行气除满，降逆化痰。方中还用小剂量黄连

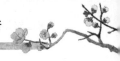

2g，取其苦味健胃，坚肠止泻，以祛湿郁之热。据现代药理研究，黄连主要成分含小檗碱，对多种肠道杆菌、球菌都有较强的抗菌作用，本方在补气药中参以少量苦寒及行气之品，可达补而不滞，温而不燥之功。中医对老年慢性多病、久病的治疗方法是法随证立，依法选方下药，但在具体的处方过程中，又必须考虑药物之间的补泻、寒热等相须相使关系，对提高临床疗效具有画龙点睛的作用。

十三、痞证治验

孙某，女，55 岁，初诊日期 2018 年 7 月 9 日。

主诉：频频嗳气多年，加重 2 个月。

现病史：患者自幼胃脘经常不适，嗳气、泛吐酸水，数年来新增按压身体任何部位，诸如肩、背、腹等部位，即刻就频频嗳气不断，曾在多家医院行胃镜等理化检查未见器质性病变，叠经中西药物治疗罔效，遂于 2018 年 7 月 9 日来我科诊治。

既往史：无特殊病史，50 岁绝经。

现症：面黄憔悴，神情不安，在门诊就诊时随时按压身体任何部位即刻频频长声嗳气，甚为痛苦，询云需晒太阳并出汗后，待胃脘感觉舒适，症状始能慢慢缓解。2018 年 5 月起，因情怀膹郁，症情不断加重，伴胃脘部畏寒，泛吐酸水，进食冷餐后更为明显，时有胸闷不振，食纳甚少，大便或结或稀，舌偏红，边有齿痕，苔白糙少津，舌下络脉紫红迂曲，脉细弦。

西医诊断：抑郁症？

中医诊断：痞证。

中医辨证：脾胃虚弱，升降失司，肝气久郁，化热生痰，以致寒热错杂，虚实相兼。

治法：辛开苦降，调气化痰，健脾和胃，从半夏泻心汤、半夏厚朴汤、苓桂术甘汤、四逆散四方加减化裁。

处方：

法半夏 30g	干姜 10g	太子参 10g	黄芩 6g
黄连 4g	炙甘草 10g	大枣 15g	姜厚朴 24g

| 茯苓 30g | 生白术 30g | 醋香附 10g | 柴胡 10g |
| 炒枳壳 15g | 白芍 18g | 桂枝 10g | 苏梗 10g |

14 剂，水煎服

二诊（2018 年 7 月 23 日）

药后嗳气明显减少，胸际渐宽，已不泛酸，但进食油腻食物仍感胃脘不适，大便次多，舌边稍红有齿痕，苔白糙稍退，脉弦好转。

处方：*2018 年 7 月 9 日方加炙吴茱萸 4g，高良姜 10g，继服 14 剂。*

三诊（2018 年 8 月 6 日）

按压躯体体表部位时频频嗳气已很少发作，但感头晕，两胁胀满，食纳已振，不泛酸，大便日一行，或不成形，舌边齿痕已少，苔转白腻罩黄，舌下络脉迂曲改善，脉细滑。药已收效，上方更进一筹。

处方：*2018 年 7 月 23 日方加佛手 10g，荷叶 15g，继服 14 剂。*

四诊（2018 年 8 月 20 日）

上证悉除，情怀愉悦，舌边不红，齿痕已少，苔稍腻，脉已不弦。再从原方进退。

处方：*2018 年 8 月 6 日方去黄芩 10g，加生山栀 6g，藿香梗 10g，继服 14 剂。*

五诊（2018 年 9 月 10 日）

证平，已能食深海鱼肉，腹无不适，大便正常，嗳气已消失近月，舌淡红，无齿痕，苔根稍腻白，脉平。

处方：*佛手 6g，玫瑰花 3g，泡水代茶饮；炒鸡内金研粉，冲服，2g，tid，服 1 个月作为善后。*

按：本案属中医"痞证"范畴。痞证之"痞"原意是《易经》中"否"卦，为上下不通、阴阳否隔之意。"痞"就是不通的意思，本案痞证之形成当先有中气虚弱的内因，脾升胃降失常，最易导致气机上下不通，加之情志不畅，肝失疏泄，使气郁痰结，久则蕴化为热，形成了寒热错杂、虚实相兼的证候。

半夏泻心汤堪称《伤寒论》中张仲景调理脾胃第一方，方中用姜夏之辛、芩连之苦，以平调寒热，消痞散结，又用参草之甘以补脾健中。在剂量方面，我一直重用法半夏 30g，超过药典规定的 10g 之内，是因为半夏具有燥湿化痰、和胃降逆的多重功效。如《本草纲目》曰"除腹胀，目不得暝，白浊，

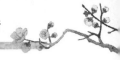

梦遗带下";《名医别录》曰"消心腹胸膈痰热满结,咳嗽上气,心下急痛坚痞,时气呕逆……";《本草图经》曰"主胃冷,呕哕"。法半夏是配用甘草加石灰加工炮制而成,毒性较生半夏已大为降低,加之方中还有干姜也能解半夏毒,更为安全,而且半夏对调节神经功能还有一定作用。患者是一更年期女性,罹痞证病程又长,在理化检查排除肝肾疾患前提下,可放心超剂量使用半夏,同时我也是在严密观察病情中,未发现患者有舌喉发麻痉挛等神经毒性反应及其他消化系统、神经系统症状,才能用大剂量半夏长达2个月。

为进一步加强下气消痞散结功效,在初诊处方中又参入了半夏厚朴汤、苓桂术甘、四逆散方图治。正如《素问·至真要大论》所说"奇之不去则偶之,是谓重方"。"重方"即融奇方、偶方于一炉,亦称大方,因证而施,以冀契合病机,提高疗效。如方中重用厚朴下气除满,并助半夏散结降逆;重用茯苓、生白术可加强健脾祛湿,并助半夏化痰;加桂枝更可温阳通络,用香附、苏梗行气解郁,方中芍药伍甘草不仅柔肝和脾,且能解痉缓急,并对频频嗳气之异常兴奋状态有抑制、镇静的作用。在此后的二至四诊中随病情增减,灵活变通用药,如二诊中加入吴茱萸、高良姜寓左金丸、良附丸意,以温中理气、辛开苦降,使病情进一步缓解。三诊中加入荷叶之升清降浊,缓解头晕,佛手之辛苦酸温有助于疏肝健脾和胃。四诊考虑"标实"已渐除,又时值炎夏当令,故去苦寒之黄芩,加少量山栀、藿香梗以调肝、清暑。至五诊,在病症已全部缓解基础上,针对本患之肝脾胃同病,用佛手、玫瑰花以疏肝调气、健脾开胃,以鸡内金消食化积,作为病愈善后之治。

十四、肝炎后肝硬化治验

工某,女,67岁,初诊日期2017年8月28日。

主诉: 肝炎后肝硬化10余年,发热后食欲不振,牙龈渗血3日。

现病史: 患者罹肝炎后肝硬化10余年,3日前突发高热呕吐(呕吐物为胃内容物),经我院急诊,发热呕吐已除,但时有牙龈渗血,食欲极度不振,遂于2017年8月28日来老年病科诊治。

现症: 精神委顿,面黄肌瘦,自诉头重身楚,3日来很少进食,口干苦,引饮不多,牙龈时有渗血,大便稀溏量少,尿黄赤,舌质偏红,苔薄黄腻,脉细滑不数。

BP 98/58mmHg，体重 39kg。

血常规：WBC $1.24×10^9$/L，NEUT $2.12×10^9$/L，Lymph $1.52×10^9$/L，RBC $4.07×10^{12}$/L，PLT $41×10^9$/L。

患者于 2005 年 11 月因高热住院检查时发现乙肝五项中：HBsAg（+），HBsAb（-），HBeAg（-），HBeAb（+），HBcAb（+）。血生化中，ALT 正常，AST 正常。2014 年 11 月 19 日腹部 B 超：肝右肋缘下（-），右肝最大斜径 9.2cm，左肝大小 4.0cm×5.1cm，肝剑下（-），肝回声增粗、不均，呈结节样改变，肝表面不平整，肝尾可见，厚约：2.1cm，门静脉内径 1.24cm，其内可见单向入肝彩色血流频谱，最大流速 16.0cm/s，肝动脉可见，峰值流速 54.4cm/s，右肝静脉为单向单峰彩色血流频谱，肝外胆管宽 0.5cm，胆囊大小 7.4cm×2.3cm，胆壁回声模糊，胆囊壁厚 0.6cm，胆内可见强回声团，较大约 1.1 cm，后伴声影，胰腺形态大小未见明显异常，轮廓模糊，脾脏 13.5cm×10.4cm×4.5cm，肋下 2.7cm，脾静脉内径 0.88cm。超声提示：肝硬化，胆囊结石，脾大。

西医诊断：病毒感染后，肝炎后肝硬化。

中医诊断：暑湿，癥积。

中医辨证：久病体虚，又冒感暑湿，三焦枢机不利。

治法：先标后本，芳香化湿以透表，淡渗分利以泄热，俾暑湿从上下分消。从藿朴夏苓汤合三仁汤加减化裁。

处方：

广藿香 10g	姜厚朴 10g	法半夏 10g	茯苓 15g
生薏苡仁 30g	杏仁 10g	白豆蔻 后下 10g	连翘 30g
金银花 30g	淡竹叶 15g	甘草 6g	车前草 30g
白茅根 30g			

3 剂，水煎服

二诊（2017 年 9 月 1 日）

暑湿渐除，已无牙龈渗血，知饥欲食，口不干苦，大便 2 日 1 次，成形，尿量较前增多，但感神疲乏力，舌质衬紫不红，苔转薄白，脉细小滑。查：BP 98~103/58~61mmHg。

血常规:WBC 3.42×10⁹/L,RBC 4.24×10¹²/L,PLT 69×10⁹/L。

血生化:K⁺ 3.4mmol/L,Na⁺、Cl⁻ 正常,ALT、AST 均正常,TBIL、DBIL、IBIL 正常,γ 球蛋白 23.8%;凝血酶原活动度 76%(↓)。

暑湿虽解,但正虚难复,肝脾失调,气血违和,气滞血瘀,虚实兼杂,转方拟养正消积(调肝和血,健脾运中,佐以软坚化癥)为治。

处方:

生黄芪 15g	当归 10g	生白术 15g	茯苓 15g
木香 后下 6g	砂仁 后下 4g	炒枳壳 10g	鸡内金 10g
生麦芽 30g	醋柴胡 10g	苏梗 10g	仙鹤草 30g
枸骨叶 15g	紫芝 6g	大枣 15g	

7剂,水煎服

三诊后(2017年9月8日至2018年2月26日)

此后患者定期半个月复诊一次,病情稳定,面色红润,体重有增,舌苔同前,脉细大有好转,BP 110/68mmHg。2018年2月26日腹部B超复查:肝回声增粗增强,大小形态尚可,右叶最大斜径 10.4cm,左肝前后径 5.5cm,左肝上下径 7.1cm,门脉主干内径 1.2cm,脾增大,厚约 4.3cm,长径 12.7cm,脾门处脾静脉内径 1.0cm。与2014年B超前后对比,脾大有缩小趋势。予原方损益,着意扶正化瘀,软坚散结。

处方:

醋鳖甲 先煎 15g	丹参 30g	生黄芪 30g	生白术 15g
茯苓 15g	紫芝 6g	铁皮石斛 12g	仙鹤草 30g
醋柴胡 10g	郁金 10g	姜黄 10g	炒僵蚕 10g
红花 10g	莪术 15g	土鳖虫 6g	生麦芽 30g
鸡内金 10g	苏梗 10g	大枣 15g	

患者用上方持续内服至2018年9月21日,病情一直稳定。

复查:

血乙肝五项:HBsAg(+),HBsAb(-),HBeAg(-),HBeAb(-),HBcAb(+)。

血常规:WBC 3.8×10⁹/L,RBC 4.4×10¹²/L,Hb 13.9g/L,PLT 59×10⁹/L。

血生化：ALT、AST 均正常，TBIL 稍高，DBIL、IBIL 正常，GGT、ALP 均正常，AFP（－），CEA（－），凝血酶原活动度正常。

按：本案为肝炎后肝硬化已 10 余年之久的慢性病患者，因冒受暑热而加重旧疾，并出现出血倾向引起了病家不安，从中医先标后本的治疗原则，先予芳化渗利，清暑利湿以治标，然后调"肝"以治本。就本案四诊所见结合理化检查分析，此证属肝郁日久，肝病及脾。医圣张仲景之"见肝之病，知肝传脾，当先实脾"的理论在防治肝硬化由代偿期向失代偿期发展上有着重要的指导性作用。我认为"实脾"的目的，不仅顾后天之本，裕气血生化之源，还利于降胃和中，养肝疏肝，勿使病情迁延不愈，病穷及肾。本例尽管肝病已久，使中虚失运，气滞血瘀，但尚未明显损及肾阴、肾阳；在气、血、水互结方面也未严重失调，调治还算简顺，故在养正消积的大法下，通过数月治疗，出血倾向已除，患者整体状态非常理想，面色红润，生活一如常人。血生化三系减少已恢复正常，腹部 B 超提示脾脏也有一定程度缩小。从本案值得总结的经验是：

1. 本案之"脾大"属"癥积"范畴，由肝硬化所致，肝硬化之病位虽定在肝，但与脾、肾两脏相关。本案重点为中虚（脾胃）失运所致气滞血瘀成癥，当以补中助运为前提，只有气旺血行，癥积始能潜消。故取《医方集解》中严氏方鳖甲饮之意，以扶正祛邪，消坚祛积。其中黄芪、白术、茯苓以益气健脾，配鳖甲、僵蚕、丹参、红花、莪术、土鳖虫兼顾养阴、活血软坚、化瘀消癥。《古方选注》认为"鳖甲……其泄厥阴，破癥瘕之功，有非草木所能比者"；用鸡内金、生麦芽以运脾，消磨积滞，并且鸡内金还有软坚散结作用。《医学衷中参西录》提出麦芽"虽为脾胃之药，而实善疏肝气"，气行可助血行瘀散。姜黄、郁金均属姜科多年生草本植物姜黄、郁金的块根，不同的是姜黄苦辛温，可温通苦泄，破血行气，通经止痛；郁金苦辛寒，偏于凉血清心，行气解郁，祛瘀止痛，但两者均含姜黄素等挥发油，临床常作为对药联合应用。方中还用了灵芝，其味甘性温，主要成分有灵芝多糖、灵芝酸、腺苷及氨基酸、微量元素等，具有护肝解毒，提高免疫力及抗肿瘤作用；用仙鹤草不仅取其苦凉能收敛止血，还可调补气血，具有强壮作用。

2. 肝硬化之"肝病"宜柔不宜克伐。中医五脏之"肝"与肝硬化发生发展有很大关系，肝属刚脏，为将军之官，体阴而用阳，主一身气机之疏泄，

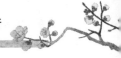

但内寄相火，故健康的生活起居，尤其是调情益志，对疾病康复有很大作用。在药物使用方面，辛温发散之理气药不宜多用、久用，以免耗气伤阴，甚则化火动风，反使病情加剧。我习惯配伍养阴柔肝之品。故本案中用了铁皮石斛、枸骨叶，其中铁皮石斛乃救命仙草，《道藏》认为属中华九大仙草之首，其味甘微寒，能滋阴养胃生津，药物成分有石斛多糖、石斛碱和氨基酸，可提高免疫功能和抗肿瘤等。枸骨叶味苦性平，能补肝肾、和气血，《本经逢原》谓"治劳伤失血痿软，能调养气血"，其有效成分熊果酸也有提高免疫和抗肿瘤作用。曾有学者提出柴胡升阳，可劫肝阴，慢性肝病者以阴血不足为多，故宜慎用，但个人体会，要达疏肝解郁目的，柴胡仍属首选，只要配伍得当，并无偏胜之虑。

十五、下肢静脉曲张合并静脉炎治验

杜某，男，79岁，初诊日期 2017 年 4 月 29 日。

主诉：双下肢肿胀 5 年，渐进性皮肤发黑半年。

现病史：患者双下肢静脉血管隆起多年，5 年来逐渐出现下肢肿胀不适，近半年又见皮肤呈黑褐色，我院血管外科诊断为双下肢静脉曲张合并静脉炎，因畏惧手术治疗，一直配服迈之灵、甲钴胺、维生素 B_1 等西药未见效果。遂于 2017 年 4 月 29 日来我科就诊。

既往史：冠心病，慢性心律失常，动脉粥样硬化伴高脂血症，慢阻肺等。

现症：双下肢呈可凹性水肿，表面血管均隆起扩张迂曲，呈蚯蚓状，左下肢重于右下肢，肤热，左下肢外踝上 10cm 至膝关节以下皮肤呈弥漫性黑褐色，未见溃疡，自感双下肢酸胀沉重乏力，活动及沐浴后症状更重，舌紫红，苔黄薄腻，舌下络脉广泛迂紫，脉细弦滑。

西医诊断：双下肢静脉曲张合并静脉炎。

中医诊断：筋瘤，脉痹。

中医辨证：湿瘀下注，筋脉不和，久蕴化热，血脉痹阻。

治法：清利湿热，活血化瘀，通脉宣痹，从四妙丸加减化裁。

处方：

| 生薏苡仁 60g | 黄柏 15g | 川牛膝 15g | 炙水蛭 10g |

土鳖虫 10g　　　山甲珠粉^{冲服}6g（现临床已停用，可用替代品）

地龙 15g　　　　木瓜 24g　　　桂枝 10g　　　麸炒白术 15g

炒苍术 15g　　　丹皮 15g　　　鸡血藤 30g　　　金银藤 30g

秦艽 15g　　　　威灵仙 15g

15 剂，水煎服

另：左下肢皮肤发黑褐色处涂抹青鹏膏，外用塑料薄膜覆盖，24 小时更换一次。

二诊（2017 年 6 月 12 日）

患者以上方调治月余，左下肢弥漫性皮肤黑变已完全消退，也不肿不热，右下肢肿胀也已消退，自感下肢已无酸胀沉重感，苔腻已化，色不黄，舌仍紫红，脉细弦。

拟予活化通利善后。

处方：西红花 0.3g，水蛭粉 1g，三七粉 3g，1 日剂量，14 剂，分 2 次服。

嘱：忌久站久坐及持重物行走，活动时一定要穿弹力袜，不活动时要适当抬高双下肢。

按：下肢静脉曲张属于中医"筋瘤""脉痹"范畴。《灵枢·刺节真邪》曰"筋屈不得伸，邪气居其间而不反，发为筋溜（溜，瘤之误字）"，其原因多与筋脉的先天禀赋不足，后天失于调摄，如久坐、久行、久立、久负重有关。本案四诊合参，除用四妙丸清利下焦湿热外，宜重用虫类药穿山甲（现临床已停用，可用替代品）、水蛭、土鳖虫、地龙四药。其中穿山甲（用替代品），味淡性平，气腥而窜，其走窜之性，无微不至，故能宣通脏腑，贯彻经络，透达关窍。"凡血凝、血聚为病，皆能开之"（《医学衷中参西录》）。水蛭味咸苦性平，土鳖虫味咸性寒，皆为破瘀血而不伤新血，祛邪而不伤正的活血通络之品，且有利水道，消肿败毒之用；地龙味咸性寒，能泄热解毒，利水通络，"引诸药直达病所"《得配本草》，诸药并用，共奏搜剔络道，活血行水之功，使下肢静脉功能改善，水肿消退，肤色恢复正常。方中另取桂枝温通阳气，可减少虫类药过于寒凉之弊。亦有通经络作用。用鸡血藤、金银藤二药取藤类药能舒筋活血、清营和络之功。威灵仙辛温能祛风除湿，通络止痛，木瓜酸温更能舒筋活络，化湿和胃，所以适用于静脉曲张或静脉瓣膜功能尚未完全丧失的病患。在中医选方用药时，一定要掌握药物的寒湿配比，温清

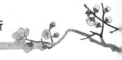

互用，这对疗效的取得是至关重要的。

十六、肉芽肿性前列腺炎致排尿困难治验

李某，男，67 岁，初诊日期 2018 年 11 月 19 日。

主诉：排尿不畅，甚至困难 2 个月，先后导尿 2 次。

现病史：患者于 2018 年 9 月 18 日突发高热，伴有排尿不畅，在附近医院查血常规：WBC 6.9×10⁹/L，NEUT% 80.4%。尿常规：PRO（-），WBC 51.48/μl，细菌 508.2/μl。泌尿系 B 超：前列腺 4.9cm×6.1cm×5.8cm，形态规则，包膜完整、内部回声尚均匀，双肾（-），膀胱（-）；提示前列腺增生。拟诊为泌尿系感染。予抗炎及解热镇痛治疗，翌日热退，但排尿仍然不通畅。

2018 年 9 月 30 日来我院复诊，检查血常规：WBC 9.03×10⁹/L，NEUT% 79.3%。尿常规：PRO（-），WBC 3698.5/μl，细菌 13297.3/μl。血生化：PSA 21.04ng/ml，fPSA/PSA 0.04。继续抗炎治疗，加用前列腺舒乐颗粒治疗。

2018 年 10 月 5 日因排尿困难，在我院拟诊急性尿潴留。予插导尿管并留置导尿管。

2018 年 10 月 15 日拔除导尿管，当日又见排尿困难，再次插导尿管并留置导尿管，此间查尿常规：PRO（-），WBC 1.3/μl，RBC 26.7/μl，细菌（-）。血生化：PSA 13.5ng/ml，fPSA/PSA 0.06。

2018 年 10 月 24 日疑诊前列腺癌？收住泌尿外科病房。查血常规（-）。尿常规：PRO（-），WBC 18.2/μl，RBC 186.2/μl，细菌（-）。血生化：PSA 8.37ng/ml。前列腺穿刺活检病理诊断为：前列腺左外周、右外周、左中央、右中央均为炎症性改变。形态学倾向伴有嗜酸细胞（非特异性）肉芽肿性前列腺炎。

2018 年 11 月 19 日在留置导尿管 4 日后再次拔管。并来老年病科要求中医治疗（以前一直口服非那雄胺片＋盐酸坦索罗辛缓释胶囊治疗）。

既往史：习惯性便秘。

现症：拔管后排尿不畅，有尿等待、分叉，无尿频尿急感。常服通便药虽能排解大便，仍感干结难行。舌质紫红，舌苔黄白相兼、厚腻少津，舌中裂，脉细滑数。

西医诊断：肉芽肿性前列腺炎，习惯性便秘。

中医诊断：癃闭，便秘。

中医辨证：老年肾气不足，湿热瘀浊阻滞下焦，关门不利。

治法：滋肾清热、化气通关、辅以泄热通腑。从通关滋肾丸、四妙散、小承气汤化裁。

处方：

知母 15g	黄柏 12g	肉桂 3g	生白术 60g
生薏苡仁 30g	砂仁 6g	川牛膝 15g	枳实 15g
姜厚朴 10g	熟大黄 6g	炒决明子 30g	郁李仁 30g
萆薢 15g	土茯苓 30g	石韦 30g	泽泻 24g
车前草 30g			

7 剂，水煎服

二诊（2018 年 11 月 26 日）

药后排尿较前通畅，已无需插管治疗。大便仍艰行，苔厚腻稍化，脉仍细滑数。湿热壅阻，肠腑燥屎内结，久则瘀血内停。上方参入桃核承气汤以活血通瘀，少佐温肾助阳化气，以顾护本虚。

处方：

知母 30g	黄柏 12g	肉桂 3g	桃仁 12g
熟大黄 6g	炙水蛭 10g	芒硝 6g	甘草 10g
生薏苡仁 50g	砂仁 20g	萆薢 15g	土茯苓 30g
石膏^{先煎} 30g	怀牛膝 15g	补骨脂 10g	泽泻 24g
车前草 30g	地肤子 30g		

14 剂，水煎服

三诊后（2018 年 12 月 7 日至 2018 年 12 月 21 日）

排尿顺畅，色清，尿毕有滴沥现象，夜尿 2 次，大便已日行，量不多。苔腻全退，转薄腻，舌淡紫红，有裂纹。脉细滑小数。尿常规：PRO（－），WBC 1.8/μl，RBC 0.9/μl，细菌（－）。血生化：Cr 74μmol/L，eGFR 90.86ml/min，PSA 3.6ng/ml，fPSA/PSA 0.07。

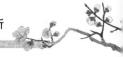

泌尿系 B 超： 双肾大小形态正常，结构清晰，左肾盏局部扩张，较宽约 0.9cm。膀胱充盈尚好，壁光滑，内未见明显异常回声。前列腺大小：5.3cm×4.2cm×4.0cm，回声不均匀，可见线性强回声。

至此与 2018 年 9 月 18 日后的所有尿常规及泌尿系 B 超前后对比，说明尿路感染已控制，前列腺增生似有缩小。但左肾盏出现局部扩张，估计与先前尿潴留有关。转方拟调补脾肾加三七粉活血化瘀善后。并嘱定期到泌尿外科复查，谨防前列腺癌发生。

按： 肉芽肿性前列腺炎是一种非特异性多种组织模式炎症，与局部强烈的异物反应有关。首要发病原因是细菌感染引发的炎症，次为外科创伤造成组织坏死致前列腺导管阻塞，再次为前列腺增生也可造成或加重前列腺导管梗阻，临床可出现发热，排尿不畅，甚则急性尿潴留等症状。因本病在症状缓解数年后有可能发生前列腺癌，故有别于一般前列腺增生症以及前列腺炎。

患者是因为急性尿潴留先后两次插导尿管导尿并留置导尿管，在第二次拔除尿管后，再度出现排尿困难，患者畏惧还要进行第三次插管而试求于中医中药治疗，希望能够解决病痛。此病归属于"癃闭""便秘"范畴。《素问·灵兰秘典论》曰"三焦者决渎之官，水道出焉"，说明三焦的功能主要是津液的气化与水道的疏通。《灵枢·营卫生会》讲"下焦者，别回肠，注于膀胱而渗入焉，故水谷者，常并居于胃中，成糟粕而俱下于大肠，而成下焦，渗而俱下，济泌别汁，循下焦而渗入膀胱焉"。即所谓"下焦如渎"之意，实际上就是小肠主液，大肠主津，肾与膀胱调节水液，排泄尿液和促气化功能的合称。患者病变集中于前后二阴，与老年肾气衰退、开合失能、膀胱气化不利，以及常年脾虚湿阻化热，肠腑传化失司，使三焦决渎不利，造成"膀胱热结，轻者为癃，重者为闭（《医宗金鉴》）"，为患者本次发病的主要原因，所以脏腑定位在肾，膀胱，大肠。

辨证属肾虚气化不利是关键，又有下焦湿热互结，致膀胱热结，大肠传化失司。且病久下焦瘀血内停，为虚实夹杂之症，故选方用滋肾丸、四妙散、小承气汤等加减化裁。

滋肾丸出于李东垣《兰室秘藏》"不渴而小便闭，热在下焦血分也"，表明尿闭为肾与膀胱皆受热邪侵扰而致。"邪之所凑，其气必虚"。方中既用知、柏滋肾坚阴，又用肉桂之辛甘大热以振奋肾阳，增强肾的气化作用，以通利膀胱，促进排尿，使下焦血分之热开泄。

本患者肾虚当以肾阴虚为主，在知、柏与肉桂剂量的配比上，必然重用知、柏，少佐肉桂，方才合拍。另肉桂还能引药入下焦及引火归原，可谓一药多功之用。

李东垣之师张元素在《珍珠囊》记载黄柏功效有六：泻膀胱龙火；利小便结；除下焦湿肿；痢疾先见血；解脐中痛；补肾不足，壮骨髓。

可见黄柏清下焦之火是不伤正的。在一诊中虽用小承气汤等攻下热结，润肠通便，但大便仍干结，考虑是因热结膀胱，久则血结不行、瘀血内停，故在二诊时仿桃核承气汤意，加入水蛭活血利水以攻逐蓄血，前后分消，并少佐补骨脂以温肾助阳化气，顾护本虚。现代药理发现补骨脂能兴奋平滑肌、促排尿，还有抗菌及雌激素样的作用。

二诊方中改小承气汤为桃核承气汤，用芒硝之辛咸苦大寒，归胃、大肠、三焦经，能清热软坚，通便利水，并用地肤子之苦寒，入膀胱经以清热化湿，利小便，故用药 2 周后尿便均畅行，腻苔也化。终以调脾补肾加三七粉活血化瘀作为善后。

肉芽肿性炎症一般需两至三个月始能吸收，且前列腺局部纤维结缔组织替代也可发生质地变化，故反复叮嘱患者防止病情复发及强调定期随诊，以防癌变可能。

十七、顽固性老年皮肤瘙痒症（鱼鳞病）治验

叶某，男，87 岁，初诊日期 2019 年 7 月 26 日。

主诉：全身皮肤瘙痒多年，加重 1 年。

现病史：患者数年前无明显诱因出现全身皮肤瘙痒，近 1 年来症状进行性加重，无分冬夏，入夜尤重，严重影响睡眠。先后赴多家医院诊治，未行明确诊断，其间应用多种中西药物内服及外治，效果不显，遂于 2019 年 7 月 26 日来我科诊治。

既往史：帕金森病、高血压病、慢性细支气管炎、习惯性便秘等，病程均在 10 年以上，皆用西药治疗，病情一直相对稳定，无鱼鳞病家族史。

现症：轮椅入室，形瘦憔悴，面容黧黑，少言寡语。查体：全身皮肤增厚、

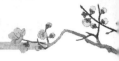

粗糙，尤以双上肢伸侧面可见密集深褐色鱼鳞状突起，高低不平，状似蛇皮，自用油剂外擦，未见鳞屑及出血点，毛发稀少，无汗。因反复外用油剂及润肤止痒的中西药物。观之皮肤表面干燥程度不重，自诉仍奇痒不堪，甚则彻夜难眠，每日服安眠药少效。食欲尚可，大便干结，甚则 1 周 1 次，偶有心悸、气短，咳嗽痰少。因夜间休息不好，加之活动后诸症加重，生活已完全不能自理。舌质紫红，苔中黄有津，舌下络脉迂曲紫红，脉细弦滑数。

西医诊断： 皮肤干燥性皮炎？

中医诊断： 鱼鳞病，风瘙痒。

中医辨证： 热毒夹风蕴湿，久存体内，伤津耗血，血燥生风，瘀滞络脉，致皮肤腠理失于煦养，发为鱼鳞顽疾。

治法： 凉血清热，祛风解毒，活血通络，守通补并行为法。

从犀角地黄汤、乌蛇蝉衣汤加减化裁。

处方：

1. 水牛角粉^{冲服}6g　　鲜地黄 30g　　生地黄 30g　　丹皮 15g

   赤芍 30g　　　炙乌梢蛇 30g　　蝉蜕 12g　　　金银花 30g

   连翘 30g　　　白鲜皮 15g　　　地肤子 15g　　露蜂房 10g

   白花蛇舌草 30g　红花 12g　　　玄参 30g　　　土茯苓 30g

   鬼箭羽 15g　　桃仁 15g　　　　丹参 30g

   　　　　　　　　　　　　　　　　　　　　　14 剂，水煎服

2. 八宝丹（内含牛黄、蛇胆、羚羊角、珍珠、三七、人工麝香等，每粒 0.3g）0.6g/ 次，2 次 / 日。

3. 绿豆 250g 加水煎煮 15 分钟左右，使汤呈绿色，待温度近肤温时全身沐浴 15～20 分钟，洗后趁皮肤未干时外涂复方倍氯米松樟脑乳膏或卤米松乳膏。

治疗经过： 经内服外治半月，全身皮肤瘙痒稍轻，但入夜症状依然不减，皮色深褐且粗糙干燥，唯大便较前通畅，舌紫红好转，脉数已静。治疗予原方中再加入白蒺藜 12g，首乌藤 30g（谓定风丹），以冀加强祛风、止痒、解毒的作用。此后坚持用此方内服及外治，约半月后停用绿豆水洗，改用马齿苋、蒲公英、苦参、黄柏、冰片等泡洗，用复方黄柏涂液与复方倍氯米松樟脑乳膏、卤米松乳膏等交替外涂，以此方法调治约 3 个月。在一次外出旅游后，再次来院复诊时（2019 年 10 月 28 日），病情明显好转，自诉皮肤瘙痒已显著减轻，观皮肤深褐色鱼鳞状皮损也明显变薄变淡（双上肢尤显）。触之皮肤较前滋润，已不用油剂保湿，夜能安然入眠，大便畅行，苔转薄白，质偏红衬紫，脉虚弦。患者整体精神面貌大有改观，已能与医生畅言谈笑，也能离开轮椅，扶杖主动走出诊室。考虑高龄老人脏腑气血多有亏损，当热毒得以清解之后，减水牛角、地黄之寒凉，以顾护脾胃后天之本。同时参入益气养阴润燥之黄芪、石斛、玉竹、天花粉、玄参，以作善后。至 2019 年 12 月 23 日又一次来院复诊时，治疗已有 5 个月，皮肤病情况一直稳定。因天气转冷又见咳嗽痰多，故在原方基础上加入金荞麦、川贝母粉用以清肺化痰。至 2020 年，联系中断，未做进一步追访。

按： 患者高龄多病，又患鱼鳞病痼疾已久，在禀赋、饮食、生活习惯及服用多种中西药物长达数十年的共同作用下，致体内热毒久伏于里，生风生燥，肌肤失养，发为风瘙痒之症，久病入络，络脉闭阻，故久治难愈，波及全身，根据病机特点，方中选用水牛角，及大剂量生、鲜地黄，仿犀角地黄汤之意，以清血热、解风毒。另外，重用虫类药，主要根据久病入络理论，取虫类药善行之性以搜剔络道。正如《临证指南医案》所云"辄仗蠕动之物，以松透病根"直捣病所。我体会到乌梢蛇一定要重用剂量，每剂可用 30～50g，本品甘平、无毒，入肝经，具有祛风通络定惊的作用，除治风湿顽痹外，还可用治风疗疥癣。再配以蜂房、蝉衣、赤芍、丹皮等祛风活血之品，自可"治风先治血，血行风自灭"，祛风才能止痒，待瘀化新生，皮肤腠理才能得以充养润荣，开阖作用才能恢复，积年顽疾可望得愈。乌蛇蝉衣汤是近代名医朱仁康、张锡启等在验方乌蛇败毒散基础上总结出的一首方剂，其药物组成有：乌梢蛇、蝉衣、僵蚕、露蜂房、丹皮、赤芍、苦参、土茯苓、虎耳草、千里光、白鲜皮。具有清热解毒、除湿通络、祛风止痒、化瘀消疹之功效，对湿疹、风疹、疱疹、荨麻疹、红斑狼疮、黑变病等均有一定效果。方中还选用鬼箭羽、地肤子，意在用其具有破血化癥，止痒润肤的作用。

在用药方面的体会：

1. 本案是以热毒为主的皮肤病，尽管体内也有湿浊内阻，但苦寒燥湿或淡渗分利之品仍宜少用或不用，以免更伤阴血，使燥热加重。

2. 从舌脉看出病家属于阴虚体质，如一味养阴润燥，痼疾之风、热、瘀、

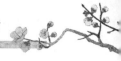

毒之邪难以祛除，所以临证当分辨正邪、标本的孰轻孰重，用通补并行及法随证变之灵活施治方法才能缓图其效。切记《临证指南医案》中强调"王道无近功，多服自有益"，实乃经验之谈也。

3. 本病虽为难病，但采用内服、外治相结合的方法，有时短期内可立竿见影，迅速消除皮肤瘙痒，我常嘱患者用绿豆煮水，或前述中药煎汤沐浴，或局部浸洗（一定注意水温不要超过38℃，相当于比正常皮肤温度略高一些即可），使之经皮吸收，直达病所，洗后必须在皮肤未干时外涂复方倍氯米松樟脑乳膏、卤米松乳膏、复方黄柏涂液等，患者往往可顿感痒止，安然入睡。而老年人要能解决吃、睡两个问题，整体状况就可逐步改善，对疾病康复是一大帮助。

十八、慢性牙髓炎治验

杜某，男，77 岁，初诊日期 2015 年 3 月 5 日。

主诉： 牙髓炎 1 年，加重 2 个月余。

现症： 全口牙痛，至夜更甚，乃至每餐饮食需用粉碎机加工后才能进服（因咀嚼后更痛），伴面红，口干多饮，尿频乏力，大便干结，每次需用智能马桶冲洗后始能通便。满口牙龈赤肿，舌紫红，苔薄黄，脉细数。曾多次就诊于口腔科，诊断为右下 4 种植体周围炎，轻压有脓液溢出；右下 6、左上 7 根尖炎，重度糜烂；右上 6、左上 8 深龋？用激光治疗种植体周围炎，并局部冲洗后加 2% 碘甘油外涂，口服头孢呋辛，替硝唑抗炎。嘱病情稳定后，需拔除上述 4 颗牙，再种植 4 颗牙，以作根治。经上法治疗近 2 个月，症状仍不缓解，乃试助于中医治疗。

西医诊断： 慢性牙髓炎。

中医诊断： 牙疳。

中医辨证： 胃热肾虚，治拟清胃解毒，散风消肿，少佐温肾散寒。

处方：

熊胆粉 *冲服* 0.25g	羚羊角粉 *冲服* 0.6g	鲜地黄 *20g*	山茱萸 *15g*
丹皮 *10g*	知母 *12g*	白蒺藜 *15g*	沙苑子 *15g*
升麻 *6g*	生石膏 *先煎* 30g	白芷 *10g*	赤芍 *30g*

山甲珠粉^{冲服}1g（现临床已停用，可用替代品）　　　　皂角刺10g

制川乌6g　　　　川椒6g　　　　甘草10g

14剂，水煎服

二诊（2015年3月19日）

牙痛已减轻70%，此中仍每周去口腔科治疗（未用激光及抗生素），查右下4种植体叩痛（-），已无脓性分泌物，右下6、左上7根尖糜烂已修复，但牙周红，上方去熊胆粉、羚羊角粉寒凉之品。另用地骨皮30g，加水500ml，煎成50ml，过滤后放入瓶中，用棉签蘸药液填入病牙内或饭后漱口用。

三、四诊（2015年4月2日，2015年4月23日）

牙痛已瘥，能进普食及坚果类食品，舌红已退，脉数已静。口腔科检查炎症已控制，可暂不拔牙及种牙。

中药仍以原方出入，逐渐停用清胃解毒，并加用补肾固精之品，以善其后。

按： 患者为一古稀老人，既往有慢性阻塞性肺疾病，脑梗死，心律失常，前列腺增生，耳鸣，动脉硬化并高脂血症等多种慢性疾病，因慢性牙髓炎，满口牙痛，影响进食，又给老人身体带来很大隐患。齿为骨之余，为肾所主，而少阴乃多寒多虚之脏；龈为胃之络，阳明经循行之要塞，阳明属多血之腑，易于蕴热，故本患多为本虚标实，寒热相搏之证。此证既有肾虚有寒，精关不足的一面，又有胃热生风，血热蕴毒的另一面。当急性发作时，当以清胃解毒，凉血祛风为主，但必须少佐温肾散寒、祛风攻毒之品以相反相成，才能见效。方中鲜地黄甘寒多汁，略带苦味，性凉而不滞，质润而不腻，具泻火凉血，又有生津止血作用；熊胆粉、羚羊角粉有加强清热解毒的功效；升麻、生石膏直入胃经，清泻火毒；白芷辛温，祛风止痛，对病在阳明经诸痛，如头额、眉棱骨、上下龈等部位疼痛，疗效尤佳，且能散结消肿。方中还用了穿山甲（现临床已停用，可用替代品）、皂角刺，意在加强消肿排脓作用；用白蒺藜配沙苑子为药对，意在祛风消肿，又能补肾益精；再加制川乌、川椒直入肾经，与清胃凉营之品相反相成，以收佳效。现代药理分析表明，白芷、川椒，对真菌具有抑制作用。

本方中用地骨皮煎汤漱口，取其清热凉血的功效，地骨皮含生物碱及皂苷，对革兰氏阳性球菌有抑制作用。此方曾为前辈谭家齐家传治牙髓炎疼痛

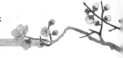

之秘方。

本患前后调治2个月，牙髓炎告愈，提高了老年人的生活质量。随访病情一直稳定。目前用中药治疗心律失常等其他疾病，还是本着中医的整体观念和阴阳平衡的治病精髓，这是指导我们正确辨证论治的重要基础。

十九、老年疑难杂症治验三则

由于老年疑难杂症往往症状错综复杂，因而常给辨证带来一定难度。我根据疾病发展的不同阶段，通过抓主症和灵活运用辨证论治取得了一定疗效，兹举病例如下。

1. 多发性脑梗死、皮质下动脉硬化性脑病、顽固性呃逆

陈某，男，69岁，1997年12月5日入院。

卒然右侧肢体无力，言语不利，口角流涎11日，伴饮水作呛，喉间呃呃连声，甚则食入即吐，艰于进食（主食50~60g/日），大便少，舌黯红，苔黄腻，脉滑不数。

头颅CT示：双侧基底节区、放射冠区多发性脑梗死，皮质下动脉硬化性脑病。曾用旋覆代赭汤及西药哌醋甲酯（利他林）等综合治疗罔效。

中医辨证为痰热互结，阻遏气机，胃气上逆所致。拟平降冲逆，清胃化痰。

处方：

生半夏*12g*　　生姜*20g*　　　橘皮*10g*　　　竹茹*30g*

麦冬*30g*　　生石膏^先煎*60g*　　生赭石^先煎*30g*　　旋覆花^包煎*10g*

生大黄^后下*6g*　　苏梗*10g*

当日呃逆即止，连服7剂，苔腻尽化，呃逆未再发作，遂停药。1日后，呃逆又起，再予原方进治，呃逆又平，后改生半夏为清水半夏，改生大黄为酒大黄，加黄连续服7剂，病告痊愈。

按： 在本患者诸多症状中，呃逆为主症之一，属脑血管病常见并发症。由于病程过旬，产生了水电解质平衡失调，并直接影响脑病的口服药物治疗。究其呃逆之因，既非重病久病之元气衰败（即"土败胃绝"），也非病深及肾，肾虚失纳，引动冲气上干所致。综观脉症，乃胃家有热有痰，致气逆上冲使然。《景岳全书·呃逆》云"然致呃之由，总由气逆。气逆于下，则直

冲于上，无气则无呃，无阳亦无呃，此病呃之源，所以必由气也"，抓住了气逆是本病的主要病机，方中选用生半夏为君，配用生姜解其毒性（先煎30分钟），且生姜也有化痰止呕功效，故生半夏配生姜直降冲逆，在方中起了决定作用。

2. 慢性喘息性支气管炎伴感染、阻塞性肺气肿、慢性纤维空洞型肺结核、变应性血管炎

唐某，男，70岁，1998年4月28日入院。

反复发作咳嗽、咯痰、喘憋40余年，加重2周，伴发热，唇甲发绀，喘憋终日不能平卧，痰白黏难咯，因使用抗生素后全身泛发红色风团样皮疹，以颈、胸、背部尤为明显，痒痛并作，入夜更甚，舌红紫、苔黄腻，脉弦滑数。

胸部X线显示双上肺高密度斑片及索条影，内含空洞，双肺透光度增加，肺纹理粗乱，右下肺见斑片影，双膈面模糊，肋膈角变钝。痰培养查到酵母样菌。皮肤科会诊诊断为变应性血管炎（活检证实）。予抗感染加激素治疗3日，诸症依旧，且皮疹有增无减，密集融合成片。考虑患者为高敏体质，喘憋等症除与原发肺病有关外，可能还与药物过敏引起气道高反应性，出现气道痉挛及自身变态反应加重有关，遂先停用抗感染药物。

中医辨证属风热外袭，腠理失和，痰瘀内阻，宣肃失司。治以疏风清热、顺气化痰，方选定喘汤及三子养亲汤化裁，药后咳喘及皮疹有所减轻，夜能平卧。

二诊时虑其高年久病本虚标实，刻下风邪渐除，本虚为重，由肺、脾、肾三脏俱虚，宗气不足，气不归原，转方益气补虚，豁痰化瘀兼顾施治，药后症状又有反复，但程度较前减轻。

三诊时辨证仍属标象未解，再转方从血热风动、湿痰瘀血阻络论治。

处方：

生地黄 30g	丹皮 10g	赤芍 15g	苍耳子 10g
乌梅 10g	蝉蜕 10g	地肤子 10g	防风 6g
槟榔 10g	甘草 10g		

服药3日，咳、痰、喘、皮疹均减其半。连服2周，病情趋向稳定，皮疹全部消退，再转方益肺补肾、豁痰化瘀收功。

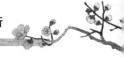

按：本病系肺系多种疾病中晚期表现，症情危重，加之过敏体质，给药物选择增加了难度。从治疗全过程分析，最后取效在于辨证，抓住了风热湿痰恋阻于肺的主要病机。盖湿痰属阴，善凝涩，夹风热之邪，混处于气血之中，由表入里，劫伤阴血，易使血热风动。因诸邪相搏，外伤皮毛肌腠，且脉络留邪，内阻华盖清虚之脏，使隧道如壅，气机升降失其常道，则为咳为喘为痒疹。按肺与大肠相表里及"肺咳不已，则大肠受之"之理，法从凉血祛风，宣通表里。方中苍耳子、乌梅、蝉蜕等品，现代药理分析表明能抑制体内 5- 羟色胺过多释放而有抗过敏作用，这可能是本方取效另一原因所在。此外，对久病之疾，要及时掌握标本分寸，既不能专注治标攻邪，也不能早用固本补益，以致闭门留寇。

3. 脑梗死、高血压病、冠心病、2 型糖尿病、鼻流清涕伴流泪不止

陈某，男，65 岁，1997 年 11 月 13 日入院。

患者脑梗死后出现右侧鼻腔流清涕淋漓不休，伴右眼同时流泪已 4 年，无头痛头晕，也无鼻塞喷嚏及寒热咳嗽等症。外观形体丰腴，面色淡白少华。脑卒中后无明显肢体功能缺损，生活完全自理，在药物治疗控制高血压、糖尿病、冠心病情况下，前述诸症依然不减，终日手不离绢，低头时症状更为加重，多次经耳鼻喉科等会诊未见明显器质性病变。诊脉细滑，舌胖边有齿痕、质紫淡、苔白腻。按脾虚湿阻，饮邪不归正化，水谷精微不能上归于肺，外溢于鼻之理，拟健脾化湿，温阳化饮，活血通窍为法。

处方：

黄芪 *30g*	焦白术 *20g*	茯苓 *30g*	桂枝 *6g*
炮穿山甲片 *15g*（现临床已停用，可用替代品）			莪术 *10g*
白芷 *10g*	细辛 *3g*	辛夷 *10g*	薏苡仁 *30g*
川芎 *10g*	川牛膝 *15g*	麝香 *0.3g*	

共服 6 剂，症状大减，续服 10 剂后病告痊愈。

按：本病主要病机为水饮不归正化，瘀阻窍络，经脉不利。既不同于胆移热于脑之鼻渊浊涕而腥；也不同于脑髓不固，漏下无度之虚损疾患。《素问·经脉别论》云"饮入于胃，游溢精气，上输于脾；脾气散精，上归于肺，通调水道，下输膀胱；水精四布，五经并行……"，说明本病是由脾肺同病，水饮逆流，由肺之窍道而外溢。再则"津血同源"，久病必然津停为瘀，气

郁不化，五脏六腑之精气不能上注于目，使"肌肉之精"之眼胞约束无能，加之络脉失和，故在鼻流清涕之同时还可见流泪不止现象。取苓桂术甘汤加黄芪、麝香、莪术、辛夷、白芷等益气活血、散结通窍之品，使饮邪正化，窍络通畅，诸恙自愈。

二十、急性肠梗阻验案两则

急性肠梗阻属常见急腹症之一，在严格明确诊断前提下，对有条件进行非手术疗法的患者，应用辨证与辨病相结合方法指导临床，确能收到满意效果。兹介绍病例二则如下。

1. 林某，女，63 岁，1991 年 7 月 8 日入院。

患者腹胀腹痛 1 日伴发热呕吐 10 余次。初时疼痛局限于右上腹，入院后呈全腹持续性胀痛，阵发性加剧，并向左侧腰部放射，拒按，不能平卧，频繁呕吐胃内容物及黄绿色胆汁，无排便排气，舌红，苔黄燥，脉弦细数。既往有胆囊炎、胆石症、胰腺炎、高血压及冠心病史。入院后经查体、X 线腹部平片、腹部超声等检查确诊为急性单纯机械性肠梗阻合并胆囊炎、胆石症、胰腺炎，同时伴有冠心病心肌缺血及肺部感染。因患者老年体型太胖，合并症又多，外科手术风险较大，故首先采用非手术疗法，治予胃肠减压、抗感染、支持疗法、纠正水电解质紊乱等处理。

中医辨证属典型的阳明腑实及少阳阳明合病，以清泄肝胆、通里攻下为法。

处方：

金钱草 30g	蒲公英 30g	柴胡 10g	枳实 15g
黄芩 10g	清半夏 15g	赤白芍各 15g	大黄 10g
桃仁 10g	甘草 6g	元明粉^{冲服} 6g	

上药煎取 250ml 药液，依患者耐受情况，每次 50~100ml 从胃管注入，约 2~3 小时 1 次，入院当晚在鼻饲中药 3 次后排下燥矢及少许褐色稀便，腹痛腹胀已减，但仍无排气，腹部平片复查仍可见低位小肠有多个液平面。遂于中药原方加入莱菔子 60g，广木香 6g，继续定时鼻饲，并加大剂量（每次 100~200ml），于入院后第 3 日大量排便排气，症状及体征在入院后第

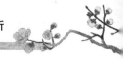

7 日全部消失，腹部平片等各项检查也无明显异常。

按： 本患罹慢性胆囊炎、胆石症多年，肝胆湿热蕴结已久，气机疏泄失度，且老年人本身胃肠蠕动缓慢，气滞与湿、热、石诸邪同时存在，互为因果，最初选用大柴胡汤合承气汤复方化裁虽有一定效验，但完全解除梗阻是在原方加用大剂量莱菔子及木香之后。莱菔子能消食化积，行滞除胀，朱丹溪谓，莱菔子有"推墙倒壁"之功效；木香乃三焦气分药，能升降诸气，配莱菔子可增强肠管蠕动和吸收功能，克服肠道通过障碍，使积气积液从下而泄，梗阻才能得到解除。

2. 李某，女，41 岁，1992 年 7 月 14 日入院。

患者全腹阵发性胀痛 2 日伴食入即吐，发热，无排便排气。罹病开始 5 小时为中上腹阵发性钻顶样疼痛，腹部体征仅为局限性压痛，墨菲征阴性，肠鸣音亢进，腹部平片未见异常，按胆道蛔虫病处理，症状曾缓解数小时，但很快发展为全腹广泛压痛、反跳痛及轻度肌紧张，同时伴发热、频繁呕吐深绿色胆汁样物，苔白薄腻少津，舌质正常，脉弦细。患者既往有类似发作多次，有习惯性便秘史，1973 年因阑尾炎作阑尾切除术。在发病后 48 小时腹部平片可见右膈下及降结肠处大小不等 3 个液平面。在排除胰腺炎、胆囊炎等合并症后确诊为急性阻塞性及粘连性肠梗阻。

中医辨证属燥矢瘀热内结，肠腑传化失司，不通则痛。予峻下通腑、佐活血行气开结。

处方：

桃仁 10g	赤芍 10g	莱菔子 30g	木香^{后下}6g
生大黄 15g	枳实 15g	川厚朴 10g	乌药 10g
元明粉^{冲服}6g	甘草 6g		

上药煎取 250ml 药液，每次 50～100ml 从胃管注入，约 2 小时 1 次。

药后当晚排下少许干球状粪块，自觉腹痛稍减，腹肌紧张消失，余症同前。遂加大生大黄、木香剂量，分别为 25g 及 15g，药后泻下少许稀便中有小块燥矢，腹部体征无变化，于发病后第 3 日加用芝麻油，每次 100ml 从胃管注入，日 2 次，配合中药应用，此后 24 小时开始排下大量干球样粪便，并排气频频，腹部体征随之消失。先后摄腹部平片 5 次，可动态观察到梗阻液平面向乙状结肠下移，其后梗阻完全消失。

二十一、老年抑郁症中医辨治浅析

老年抑郁症是一种情感性精神病，西医常用安定类抗焦虑剂、三环或四环类抗抑郁剂或电休克治疗，多数药物可引起心脏功能改变，甚至有中毒之虑。本病在中医属"郁证""脏躁"等范畴。如病在老年，其临床特点又与一般"郁证""脏躁"有所不同。现就其辨治规律分析如下。

（一）辨证要点

老年抑郁症不少是在老年期前（65 岁前）即发病的为多。本病以精神不振、情绪多变、抑郁低落、焦虑、悲伤绝望等为特征。临床上可分为轻度情绪低落、疑病性抑郁、反应性抑郁、隐匿性抑郁、内因性抑郁等类型。根据抑郁的类型、程度和病程，辨证时应掌握如下要点。

1. 审虚实

人至老年，"精少""天癸竭"、肾气虚衰、神气浮弱。如属禀赋不足，自幼多病，至老年更易血亏气弱，多脏亏损，当不良精神刺激强烈或持续不解，往往使人神思过用，肝郁不达，心脾不调，形成本虚标实、多脏同病的病理特点。《灵枢·口问》云："悲哀愁忧则心动，心动则五脏六腑皆摇。"本病之虚，无非肝肾亏损、心脾不足；邪实不外气、火、痰、瘀交阻。《素问·举痛论》云："百病生于气也，怒则气上，喜则气缓，悲则气消，恐则气下……思则气结。"由于气机阻滞，进而发展为血瘀痰结火逆。临证要四诊合参，辨明虚实侧重，采用标本兼顾的通补之法。就同一患者不同病期，也要根据病机转归随时更改补泻方案。

2. 辨脏腑

老年情怀抑郁最易导致①肝郁气结化火，耗伤阴精，肝肾之阴更为不足，致阴虚内热，虚阳上亢。临证可见眩晕耳鸣等症；②忧愁思虑，心脾暗伤。心主神明，心伤则神气无所依附，可见神志恍惚，心悸自汗，情怀抑郁；脾伤则运化无权，并且木横侮土，水谷水湿的运化、输布皆受影响，终致气郁食积，湿停痰阻，气血生化乏源。临证可见面白少华，神疲纳少，腹胀胁痛等。

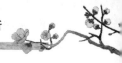

3. 察气血

老年忧郁症既有肝郁气结血瘀内阻之"邪实"；又有肝肾亏损、阴血不足或心脾两虚、气血不足之"本虚"，形成本病既有气滞又有气虚，既有血瘀又有血虚，虚实夹杂的病理机转，临床要注意气血病变是脏腑病变的一个组成部分，当气郁渐深又病久体虚成损之时，必须从整体出发，权衡调气补泻，力求适度，切忌克伐过度，耗气伤血致虚虚之变。

（二）临床分型

1. 肝气不达，气滞血瘀

症状：精神抑郁，情绪不宁，善太息，胸闷胁痛，腹胀纳呆，或呕吐，大便不调，或身体某部有发冷发热感，舌质紫黯，或有瘀点、瘀斑，舌苔薄腻，脉弦或涩。治法：疏肝解郁，理气活血。方药：柴胡疏肝散合血府逐瘀汤化裁。常用药物有：柴胡、枳壳、白芍、香附、当归、丹参、桃仁、红花、青皮、郁金、山楂等。

2. 肝失疏泄，气郁化火

症状：焦虑烦躁，情绪多变，头痛目赤，口干而苦，嘈杂吞酸，大便秘结，舌质红，苔黄，脉弦数。治法：清肝泻火，解郁和中。方药：丹栀逍遥散、左金丸、龙胆泻肝丸等化裁。常用药物有：丹皮、山栀、生地黄、夏枯草、龙胆、大黄、吴茱萸、黄连、青皮等。

3. 肝郁乘脾，痰阻气结

症状：精神忧郁，情绪低落，自感咽中如物梗阻，咯之不出，咽之不下，胸闷痛。舌苔白腻，脉弦滑。治法：行气开郁，化痰散结。方药：半夏厚朴汤、正气天香散、旋复代赭汤等化裁。常用药物有：半夏、厚朴、茯苓、枳壳、旋覆花、代赭石、贝母、乌药、苏梗等。

4. 忧郁伤神，心神惑乱

症状：精神恍惚，郁郁寡欢，对周围环境反应淡漠，自卑，甚有自杀之念，悲忧善哭，喜怒无常，或烦闷急躁，悸狂如癫痫，舌质淡，苔薄白，脉弦细。治法：甘润缓急，养心安神。方药：甘麦大枣汤合磁朱丸化裁。常用药物有：甘草、淮小麦、大枣、白芍、磁石、朱砂、生铁落、莲子心、柏子仁、酸枣仁、茯神等。

5. 心脾不足，气血两虚

症状:心悸胆怯，多思善疑，失眠健忘，面白少华，少气懒言，自汗，头晕乏力。食欲不振，舌淡、苔薄，脉细弱。治法: 健脾养心，益气补血。方药: 归脾汤化裁。常用药物有: 人参、白术、黄芪、当归、龙眼肉、酸枣仁、远志、茯苓等。

6. 肝肾不足，阴虚火旺

症状:面红目赤，五心烦热，烦闷焦躁，头痛头胀，眩晕耳鸣，目干畏光，肢体麻木，筋惕肉瞤，腰酸遗精或月经不调，舌干红少苔，脉弦细或数。治法: 滋肾柔肝，重镇潜阳。方药: 百合地黄汤、大补阴丸、杞菊地黄丸化裁。常用药物有:百合、生地黄、知母、黄柏、菊花、枸杞子、山茱萸、龟板、龙骨、牡蛎、旱莲草、女贞子、沙苑子、珍珠母、磁石等。

（三）典型病例

患者男性，62 岁，1998 年 3 月初诊。

因婚姻问题长期心情不悦，情绪低落已 20 余年。退休后精神更加不振，终日深居寓所，孤坐静思，烦闷焦躁，每恼气则腹胀（自测腰围比平时可增加 3cm），食欲不振，两胁胀痛，五心烦热，舌质紫红，苔薄，脉左细涩、右虚弦。查体除肝大外，无明显阳性体征。腹部 B 超提示脂肪肝;肝功正常;多普勒脑血流图提示脑动脉硬化。

中医辨证:肾虚精亏，水不涵木，虚阳上亢;久病气郁化火，气滞血瘀，为本虚标实之候。拟方滋补肾阴，清肝达郁，活血化瘀。

处方:

杭菊花 10g	枸杞子 15g	旱莲草 18g	女贞子 15g
丹皮 10g	山栀 10g	川楝子 10g	合欢皮 15g
青龙齿 15g	生牡蛎 30g		

14 剂，水煎服

配合心理治疗，2 周后腹胀明显好转（恼气后自测腰围增加约 1cm），次数减少，精神安定，胁痛亦瘥。续予中药调理。

（四）体会

老年抑郁症患者多有不良精神刺激、阴性情绪等诱因，有的"眉寿之人，

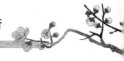

形气虽衰，心亦自壮"，尽管精神耗短，但不能随时、人、事遂其所欲，虽居处温给，亦常觉不足。故多"咨煎背执，等闲喜怒（《养老奉亲书》）"，易产生情感疾病，辨证治疗的同时一定要配合心理治疗。深入细致了解、观察病情，并关心体贴，助乐消愁，进行心理交流，鼓励患者进行社会活动和运动，充分调动患者的主观能动性等。也就是《素问·移精变气论》所提出的"数问其情，以从其意"，这在生物医学模式向生物-心理-社会医学模式过渡的当今，其临床意义是显而易见的。用药要时刻顾护脾胃，药量宜小，药宜平和，通补施治以补为主，以通为次。活血化瘀药能促进机体代谢，提高大脑皮层兴奋性，改善抑郁状态，适当配合调气药，每易获效。此外，药膳、食疗、气功、按摩、针灸、温泉浴等综合疗法，对缩短疗程，提高疗效，防止复发，更有裨益。

二十二、支气管哮喘发时治标之我见

支气管哮喘是一种发作性的变态反应性疾病，属于祖国医学中"喘鸣""上气"门，以"哮喘"连称命名源于丹溪。在李梴《医学入门》中对哮喘二字各下定义为"呼吸气促者谓之喘，喉中有响声者谓之哮"，因此，支气管哮喘是"哮喘"所指诸多疾病中常见的一种。根据本病发病情况，临床一般分发作期与缓解期两个阶段，而有"发时治上，未发时治下"及"未发时以扶正为主，既发之时以攻邪为先"的两大治则，此宗《黄帝内经》"急则治其标，缓则治其本"之旨。现就支气管哮喘发作期的治疗，浅谈如下管见。

（一）发时治标的生理病理依据

1. 治上与攻邪的关系

哮喘发时治标——即为治上攻邪。此"上"是指肺。六淫之邪袭肺（包括过敏原的吸入、食入、接触等），肺气受阻，气道壅滞，宣肃之令失司，必去其邪，使肺气升降不失其常，则哮喘自平。《经》云："诸气者，皆属于肺""诸气腈郁，皆属于肺"。盖肺为气之主，外合皮毛，职司呼吸，为清虚之质，不耐邪侵。肺系稍有病变，就会派生一系列气之功能障碍的临床表现，其中以气促、哮鸣、咳嗽、痰多等症状尤为明显，故治气首当理肺，理肺宜先攻邪，故哮喘发时应治标。

2. 痰与气

痰之为祟，与本病发作关系甚切。《古今医鉴》云："夫哮吼者，专主于痰。"《症因脉治》亦云："哮病之因，痰饮留伏，结成窠臼，潜伏于内……则哮喘之证作矣。"究其痰之由来，多为脾运不健，痰饮停聚而成，但情志不遂，七情内伤也可郁而生痰。肺之本脏积热，可炼液为痰，肾之命门火衰，更可水泛为痰。痰浊之内蕴，必由其他内外因素引动。如风寒、饮食、情志、劳倦等。痰随气而升，气因痰而阻。致气道窒塞而引起。喻嘉言曾明确地指出窠囊之痰因浊气而动，而浊气又每因寒热酒饮而动。祛痰理气，是哮喘治标中的关键法则。

（二）"发时治标"应用体会

1. 早期治疗

哮喘的发作，多骤然起病，大多数发作前常有一定的先兆症状，如连续喷嚏不已，耳鼻咽喉作痒，小便频数或大便转为秘结等，此皆肺气膹郁之象，应及时抓住此特征进行治疗，以达早期控制本病发作的目的。具体施治如下：①宣肺降气并施——适于耳鼻作痒，喷嚏不已者，使邪气外达，壅滞顺降，则哮喘之作可以轻减或缓解；②通腑逐痰导滞——适于便秘，形实证实者，乃宗肺与大肠相表里之理，使邪从下泄，往往有立竿见影之效；③在哮喘好发季节或发作期，配服豁痰或涤痰之品，如杏苏二陈丸、南烛丸、竹沥油、顺气化痰丸等，减少痰气阻遏，及早缓解症状。

2. 针灸疗法

一般常用穴位有肺俞、孔最、尺泽、天突、膻中、丰隆等，宜针不宜灸，且用泻法。临床亦有根据穴位功能主治不同，用地龙注射液、胎盘注射液等进行穴位注射治疗。还可取耳部反射压痛点进行耳针治疗，或用梅花针刺激胸腰部、前后肋间、肘窝、大小鱼际、大椎、内关、足三里、孔最、剑突下、气管两侧等。

3. 治标与培本结合运用

对自幼屡发哮喘或老年久病体弱质薄之人，由于经常反复发作，肺气耗散，病及肝肾，往往表现正不胜邪，本虚而标实之象，治宜调补之中兼以清

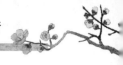

肺利气。如《景岳全书》喘促门所言，"发久者，气无不虚，故于消散中宜酌加温补，或于温补中量加消散，此等证候，当惓惓以元气为念，必致元气渐充，庶可望其渐愈。若攻之太过，未有不致日甚而危者"。先师陈继明惯用补肾镇摄，平冲降逆之法，疗长期发病属肾虚水泛为痰之哮喘持续状态者，选用熟地黄、海浮石、冬虫夏草、山茱萸、山药、牛蒡子、紫石英、紫河车、橘红、橘络诸药，每获效机。哮喘患者 17- 羟、17- 酮变化以及肾上腺皮质激素试验证实，本病下丘脑 - 垂体 - 肾上腺轴兴奋性低下，而中药补肾疗法能够增加其兴奋性，对顽固性哮喘发作者，配合使用本法对缓解症状，预防复发皆有积极作用。

（三）对某些药物临床应用的讨论

1. 麻黄的应用

用麻黄治哮喘，并非取其发汗解表，而在宣通肺闭。故不管有无表证，只要配伍得当，皆可应用。对顽固性哮喘，麻黄宜用 10g 左右，且生用以存性，如炙用或用量过轻，药力不逮，每致效果不显。对辨证属外感邪热郁肺所致者，常用麻黄、石膏相配，为清宣肺热，重降平喘之圣药。

2. 关于杏仁、桔梗之治喘问题

杏仁性降，功专降气，其味苦更能直行润降。仲景治咳嗽方均未用杏仁，唯咳而喘者必用杏仁，说明杏仁为喘病之主药，而非治咳之主药。桔梗辛温不燥，功长宣散，其性上行，病哮喘者多苦咳逆上气，恒与桔梗不相宜，故气逆上升以及阴虚火逆、劳损咯血之哮喘均宜慎用。

3. 慎用五味子、白芍诸酸敛药

治哮喘诸方每用五味子、白芍等酸敛药，此取药物配伍，发挥其协同或制约作用。如小青龙汤中芍桂相伍以调和营卫，五味子配干姜、细辛乃散中有收，防肺气耗散太过之弊。生麻黄配白芍可制麻黄发汗之性而专力于定喘等。然本病发作多呈一派肺气壅塞之象，而非肺气虚散，酸收之品误用每致邪不外达，则恙势更重，故酸敛之品一般不单独应用。

4. 关于细辛用量

支气管哮喘发作，辨证属新感引动伏饮者，小青龙汤应用机会较多，但必须突出细辛剂量，效果才能迅速明显。虽有"辛不过钱"之忌，但不过"钱"

（超过 3g 以上），临床往往无效，过"钱"，只要配伍合理，也可无明显毒副作用。成人可用至 6～9g，关键是煎药时间应在 30 分钟以上。如同时配用生石膏（尤其有化热倾向者），用量 5 倍于细辛规定量，仍可安全还提高疗效。

二十三、老年急性脑血管病的中医辨证论治初探

老年急性脑血管病是老年临床常见病，发病率随年龄增加而急剧增高，近年来还有增高趋势。由于老年人的生理病理特点，临床症状多呈不典型性，且反应性差，夹杂症多，病死率及致残率也高。因其以猝然昏仆、不省人事，伴口眼喎斜、语言不利、半身不遂，或不经昏仆仅以喎僻不遂为主症，故仍属中医"中风""卒中""偏枯""瘖痱"等范畴，为中医脑病急症之一。我采用中医辨证，西医辨病相结合的方法来救治老年急性脑血管病，取得了较好的疗效，兹就中医辨证论治体会分述如下。

（一）发病特点

1. 证候特性

本病虽属"中风"病范畴，但发生于老年，其临床表现有别于一般中青年，往往很少出现单纯的实证，以本虚标实，虚实夹杂为主。从我们收治的病例分析，老人以肝肾阴虚多见，如平素常有头晕目眩，腰膝酸软，健忘失眠，耳鸣失聪，夜尿频多等。少数可见心脾肾气虚证，如平素常形寒肢冷，气短乏力，心悸，自汗，腰酸，足肿等。标实以风、火、痰、瘀互相影响，互相作用而突然起病，如痰瘀互结络脉或风痰瘀滞兼腑实等。其中瘀血在患病老人各证型中均可见到，临床常见肌肤甲错，口唇爪甲紫黯，肢体麻木不仁或活动不利，舌质紫黯或见瘀斑瘀点等。

2. 病的不典型性

（1）出血性脑血管病：由于老年人脑皮质萎缩，脑表面脑沟及脑池扩大，髓质萎缩致脑室扩大，因此脑的"储备"间隙增大，所以重型脑出血之晕倒、昏迷、偏瘫、双侧病理反射、脑疝等临床表现并非全部出现，多数病例表现为无前驱症状而突然发病，一般多在白天，可因情绪激动、剧烈活动、饮酒、过度兴奋，甚至大便用力而诱发。如突然感到头痛，头晕，或有呕吐，意识

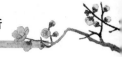

清楚或嗜睡或意识朦胧，若左半球损害可有失语、偏瘫及一侧锥体束征，两眼向病灶侧凝视，如意识障碍逐渐加深，出现脑疝或其他并发症，极易导致死亡。所以千万不能仅按临床表现来评估病情的轻重。

（2）缺血性脑血管病：在短暂性脑缺血发作的病例中，老年人可无预兆突然倒地，也无意识丧失，患者能自己起来，仅在几分钟内感到两下肢无力。本病多为即将发生完全性卒中的先兆或预警（一般以本病发作后2个月内卒中发生率最高），也可以是冠心病、心肌梗死或猝死的先兆或警报。脑血栓一般在睡眠后或安静状态血压低及血流缓慢时发生，但也可在血压出现不正常波动情况下发病。临床表现为梗死一侧头痛，病变对侧偏瘫、感觉障碍、失语等（与受累血管有关），意识大多清楚，少数患者可有浅中度昏迷，约24小时左右逐渐清醒，并于数天内病情趋于稳定，2~3周内由于脑水肿消退和侧支循环建立而症状逐渐减轻。如患者发生多次脑梗死，临床常有不同程度的痴呆现象或假性延髓性麻痹等症状出现。

3. 多病性

老年急性脑血管病病前几乎都伴有高血压和脑动脉硬化，并且合并冠心病、糖尿病、肺部感染等多种并发症者也常见。此外，恶性肿瘤侵蚀脑血管可继发本病，脑梗死合并急性心肌梗死者临床也有发现。所以本病在老年不应仅仅局限于脑血管本身病变，而应全面综合考虑，对疾病的短期或长期预后有着重大的影响。

（二）病因病机

人至老年，体质渐衰，由于素体的阴阳偏盛偏衰差异，致老年形成肝肾阴虚或气血不足等不同的本虚特点。在饮食、劳倦、精神刺激诸诱因触发本病后，往往形成虚实相兼的复杂病机。

1. 素体阳盛

每因情绪激动致肝阳上亢或肝火上炎，肝阳鸱张，阳化风动，此风自火生，血随气逆，横溢络道，上冲颠顶，扰及神明而急剧发病。

2. 素体肝肾不足

因精血亏损，水不涵木致虚阳偏亢；也可因劳倦或情志改变，五志过极致风阳暴张，虚风内动，同时可见血不养筋，筋脉拘急等症。

3. 素体肥胖或痰湿素盛

每由嗜酒肥甘，饥饱失度，或兼情志所伤，致痰壅于内，风痰走窜经络，甚至痰热蒙蔽心窍而发生中脏腑闭证。

4. 素体中虚脾弱

常因气血不足，络脉空虚，风邪乘虚入中，气血运行不畅，筋脉失于濡养而骤然发病。此外，年迈之人大多血脉凝涩，瘀滞脉络，这贯穿于各型老年急性脑血管病的发病全过程中，往往痰瘀互阻为患，或夹腑实内结，由此带来本病发病快而痊愈慢的必然性。

（三）辨证论治

1. 络脉空虚，外风入中

症状：骤然肢体麻木拘挛，或半身不遂，口眼㖞斜，或兼恶寒、发热等表证。苔薄白，脉弦或浮数。治宜搜风活血，疏通经络。药物：羌独活、秦艽、白芷、防风、川芎、赤芍等。

2. 肝火上炎，阳化风动

症状：除主症外，兼见头痛头晕，面红目赤，口燥咽干，烦躁易怒，便秘尿赤，舌质红、苔黄燥，脉弦数而大。治宜清肝降火，息风镇痉。药物：羚羊角、钩藤、生地黄、赤芍、天麻、龙胆等。

3. 肝肾不足，虚风内动

症状：除主症外，兼见头痛头晕，惊悸少寐，手足拘挛，腰膝酸软，夜尿频多，口干舌红，脉细数或虚数。治宜滋阴潜阳，息风通络。药物：生地黄、白芍、熟地黄、酸枣仁、阿胶、龟板、鳖甲、山茱萸、珍珠母、牡蛎、龙齿等。

4. 气血两虚，筋脉失养

症状：除主症外，兼见面色萎黄，神疲懒言，心悸气促，小溲清长，舌淡、苔薄，脉弦细或细涩无力。治宜补气养血，舒筋和络。药物：黄芪、党参、白术、当归、桂枝、白术等。

5. 风痰阻络

症状：除主症外，兼见四肢麻木沉重，面白痰多，苔腻，脉弦滑。治宜祛风通窍，涤痰和络。药物：天南星、贝母、枳实、僵蚕、地龙、菖蒲、天麻等。

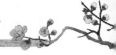

6. 腑实内结

症状: 除主症外,兼见面赤身热,气粗口臭,躁扰不宁,腹胀便秘,苔黄腻,脉弦滑而数。治宜通腑泄热。药物:生大黄、元明粉、全瓜蒌、番泻叶、枳实、厚朴等。

7. 瘀血内阻

症状: 除主症外,兼见头痛或周身疼痛,痛有定处,经久不愈。舌质黯红、舌边有瘀斑或舌面有瘀点,唇黯或两目黯黑,脉涩。治宜活血通络。药物:桃仁、红花、川芎、赤芍、全蝎、地龙、血竭等。

此外,根据西医对本病的生理病理的认识,对出血性脑血管病我们主张选用既能止血又能活血的双向性药物,如炒蒲黄、参三七、花蕊石等以冀止血而不留瘀。大面积脑梗死或脑出血病变周围的组织均有不同程度的水肿,我们多选用猪苓、茯苓、泽泻等利水渗湿药物以降低颅内压,防治脑水肿。对某些心肾功能不全而又有颅内高压的老年急性脑血管病患者,在脑水肿的治疗中寻求了一个新的中药治疗方案。

(四)典型病例

张某,女,62岁,1989年7月初诊。

患者于1989年7月20日因恼怒一夜未眠,凌晨自觉头痛头晕,卧床不起,他人发现言语不利,右侧肢体无力,曾经一度意识模糊,呕吐3次,均为胃内容物,舌紫红,苔薄黄,脉弦。既往有高血压病史10余年,间断服用降压药。

入院后查体: BP 180/97mmHg,神清,查体合作,对答切题但语音欠清,双侧瞳孔等大等圆,伸舌居中,右侧鼻唇沟略浅,颈强,心率88次/min,各瓣膜区未闻及明显病理杂音,心界不大,双肺(-),腹软,肝脾未及,四肢肌张力适中,右侧上下肢肌力Ⅰ级,右侧腱反射活跃,巴宾斯基征左(+),右(+++),右侧痛觉轻度障碍。头部CT提示脑出血(左侧下丘脑、侧脑室)。

中医辨证属肝郁化火,风阳上亢。治拟平肝息风,凉血止血。

用羚羊角、生地黄、丹皮、旱莲草、女贞子、侧柏叶、茜草根、珍珠母、生龙牡、车前子、参三七等煎汤内服,配合部分西药治疗5日,血压降至正常，颈软，右侧肌力Ⅴ级弱，巴宾斯基征左（-），右（+）。

继续治疗1个月后复查头部CT：①符合左丘脑出血破入脑室吸收末期改变；②右基底节区多发性陈旧性腔隙性梗死。临床症状消失，痊愈出院。

二十四、通补法在慢性脾胃病中的运用

通补法就广义而言，包括两个方面：一是谓六腑以通为用，以通为补，指通滞泻下法，即《黄帝内经》中"通因通用"的反治法；一是指补益与通运相伍，如《素问·至真要大论》所云"逆者正治，从者反治……逆而从之，从而逆之，疏气令调，则其道也"。本文着重论述后者。

通补法肇始于《黄帝内经》，历代医家颇多创见。《金匮要略·血痹虚劳病脉证并治》治五劳虚极，地黄、芍药等缓中补虚药与大黄、地鳖虫等祛瘀生新药并用，为开通补剂之先河。《景岳全书》云"气血虚弱者，宜温补而通之"，倡补通治则相伍。叶天士《临证指南医案》云"阳明胃腑，通补为宜""守补则谬"，本文立论实源于此。

（一）慢性脾胃病的病理特点

脾主运化，喜燥恶湿，以升运为健；胃主承纳，喜润恶燥，以通降为用。脾胃的正常生理功能，体现在纳与运、升与降、燥与湿三者的对立统一，恒动协调。若破坏了纳运、升降、燥湿三对关系中之任何一对，便产生纳运失司，升降失调，燥湿失常等病理改变。若不能及时纠正则可产生气机逆乱、血瘀络阻、水湿积滞、停痰留饮等病理性产物，这些病理产物可以气、血、水三者概括。若三者未能及时清除、疏导，又可作为"再致病因素"第二次反作用于脾胃，形成恶性循环。这往往是慢性脾胃病守补益甚，祛邪致虚，治疗棘手的原因所在。病程日久分别可有脾（气）阳、脾阴、胃（气）阳、胃阴受损累及他脏他腑之变，绝非脾胃虚弱一言所能概之。此中特别要辨析的是三对关系的失调，三种病理产物的出现，脾胃自身阴阳的不同受损，形成一个"三、三、二"的局面。而这些又可交织出现，变化万千。

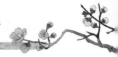

（二）慢性脾胃病的辨证要领

本文所谈慢性脾胃病，指病程半年以上，反复发作，以脾胃病证为主要临床表现的慢性疾患。在辨证上宜从以下三个方面入手。

1. 病因辨证据原发（第一）病因，结合三种病理产物（第二病因）的出现，依气（气滞、气结、气逆、气陷）、血（瘀血、络阻、出血、血虚）、水（水湿、痰饮）等相应的脉证作出病因诊断。

2. 病机辨证从三对动态平衡关系的失调，结合其相应脉证作出病理、功能的诊断。

3. 病位辨证辨别脾胃阴阳受损，可分为脾阳虚：表现为面㿠神疲，形寒肢冷，食少嗳气，口泛清涎，腹胀隐痛，喜温喜按，泄泻清谷，舌淡苔白，脉沉弱；脾阴虚：表现为形瘦倦息，纳少便难，食后腹胀，口渴心烦，舌红无苔或少苔，脉细微数或弦细数；胃阳虚：表现为食欲不振，嗳气呃逆，呕吐清水或朝食暮吐，暮食朝吐，胃脘隐痛，喜温喜按，苔白滑，脉沉缓或迟；胃阴虚：表现为口干舌燥，不思饮食，或嘈杂虚痞，干呕便约，烦躁不寐，舌红少苔，脉细数。脾胃气虚，可先于脾胃阳虚，表现程度轻于脾胃阳虚，故不另列出，亦自能理解。

（三）通补法在慢性脾胃病中的运用举例

1. 益气健运，调节升降

女患，47 岁，工人，1977 年 11 月 1 日初诊。

病起 3 年，脘腹胀痛，嗳气泛酸，食欲减退（每日 150～200g），面色萎黄，消瘦乏力。于当地医院胃肠钡餐透视检查，胃呈鱼钩型，低张，蠕动慢（可通过全胃），胃外形完整，胃小弯弧线最低点位于髂嵴连线下6cm。曾服补中益气汤煎剂 80 余剂及补中益气丸若干瓶，胃脘胀痛反剧，消瘦乏力依然，不耐久立。自疑病重药轻，再以红参易党参，脘腹闷胀疼痛更甚，不能坚持正常工作，已病休半年。顷诊：除前述症状外，胃脘及脐旁有压痛，食后脘腹胀痛加重，舌淡紫、苔薄，脉细涩。

辨证从脾失健运，气机阻滞，血瘀络阻，本虚标实论治。

药用： 生黄芪 15g，潞党参 12g，炙升麻、柴胡各 2g，生枳实 15g，生鸡

内金 *10g*，莪术 *8g*，乌贼骨（先煎）*15g*，生甘草 *6g*。

上方共服 28 剂，脘腹胀痛渐止，食欲明显增加（每日最多达 500g），面色红润，体重增加，再作钡餐透视复查示胃位置已上升（胃小弯弧线最低点位于髂嵴连线下 2cm），精神振作，已恢复工作。

按：患者胃脘胀痛，食后为甚，嗳气不畅，服红参补益之剂腹胀益甚，是脾运失健，胃气亦虚，清阳不升，浊阴不降之症，所谓"健脾贵在调运，不在滞补"，不适当的补脾，是以碍脾，故在用参芪的同时，辅以调节升降之品，升柴与枳实并用，每易获效。本患病程日久，气病及血，证见"腹不满而其人言我满"，腹痛部位固定不移，故取黄芪配莪术"开胃进食，调和气血"，鸡内金消积化瘀，以达脾胃气血同调之效。

2. 温肾暖脾，补火助阳

女患，51 岁，工人，1980 年 11 月 7 日初诊。

素禀体弱，有过敏性结肠炎、胃窦炎、胆囊炎、贫血等多种慢性疾患，10 余年来奔波于各大医院诊治罔效。入秋以来，形寒肢冷，怠惰嗜卧（每日需睡眠 12 小时以上），不欲食，食即腹胀，稍进油腻即腹痛便泄。每于黎明前肠鸣辘辘，腹中冷痛，便下完谷始缓。面色萎黄虚浮，两目少神，形体羸瘦，舌质胖淡，苔白腻，脉虚细尺弱。

辨证此乃久病脾阳式微，阴寒内盛，健运失司，津停为湿，命门火衰，釜底无薪之证。法宜温肾暖脾，补火助阳。

药用：熟附子 *5g*，焦白术 *30g*，炮姜 *3g*，补骨脂 *10g*，吴茱萸 *2g*，肉豆蔻 *5g*，五味子 *3g*，炒白芍 *15g*，广木香（后下）*3g*，柴胡 *6g*，大枣 *15g*，生硫黄粉 *100mg*（吞服）。

共投 7 剂，腹痛显减，清泻即止。继服 7 剂以固其效。后以附子理中汤合保元汤善后。

按：本病脉症合参已属脾病及肾，沉寒水湿凝滞之症。施治取温肾暖脾之四神合培土胜湿之术姜，冀脾健则湿无所容，佐木香、柴胡疏理气机，气化则湿化也。硫黄入肾、大肠二经，《本草纲目》云"硫黄主虚寒久痢滑泄……"，取其补火助阳之功，对寒湿内盛，脾阳虚衰之慢性脾胃疾患颇有效验。张锡纯主张生用，数年来我观察生用小量内服，并无不良反应。说明患者虽有"三炎"并病，但不能拘泥于消炎清热，漫投苦寒，庶免南辕北辙之弊。

3. 甘寒益胃，化痰消瘀

男患，44 岁，干部，1982 年 1 月 7 日初诊。

病经 9 个月，初见胸膈痞满，上脘灼热嘈杂，逐日加重并感疼痛，嗳气时作，吞咽困难，食欲减退（每餐仅进半流饮食 50g），大便干秘，数日一行，形瘦骨立，面色晦滞，精神倦怠，舌质紫、边光红，苔薄腻，脉细弦。曾于南通医学院附属医院（现南通大学附属医院）胃镜检查诊断为食管下段炎（并绿豆大溃疡糜烂）、浅表萎缩性胃炎（胃窦为主）。

辨证此为痰瘀交阻，气结络痹，郁热伤津，邪实正虚之证。拟益胃阴治本以缓图，而消痰气、化瘀热为固津育阴之先着。仿《温病条辨》益胃汤之意，参入化痰消瘀之品。针对食管溃疡糜烂，还配合锡类散内服，取其清热收敛，化腐生肌之功。

药用： 北沙参 15g，大麦冬 15g，怀山药 15g，生黄芪 15g，紫丹参 30g，乌梅 6g，鸡内金 10g，法半夏 10g，七叶一枝花 10g，半枝莲 15g，玉蝴蝶 3g，生甘草 6g。

另： 锡类散 300mg（即 1 支）口服，1 日 3 次。投 7 剂，胸膈痞闷及上脘灼热嘈杂已减。再进 10 剂。锡类散加至 450mg（即 1 支半），1 日 3 次，病情逐日好转。

此后以原方随证加减，治疗 3 个半月，症状基本消失，胃纳及进食恢复正常（500g/ 日），体重增加，恢复全天工作。再赴南通医学院附属医院（现南通大学附属医院）胃镜复查：食管未见明显异常，原糜烂面已愈合，胃窦皱襞充血，后壁处红白相间，隐约可见血管。胃镜诊断：慢性胃炎（浅表性为主，胃窦部）。至此，顽疾初愈。继以养胃生津，健脾补中固本。

按： 本患状类噎膈，既有痰气瘀热之标实，又有津气俱亏之本虚。叶氏云"阳明阳土，得阴自安"，倡以甘寒濡润，生津养胃。本方用药即遵此意。除北沙参、麦冬之甘濡养胃，方中还用七叶一枝花、半枝莲解毒清热，寓祛邪以扶正，清热以固阴；玉蝴蝶和胃生肌，安中止痛，《本草纲目拾遗》曰本品"治心气痛，肝气痛……痈毒不收口"，似与本症契合。另锡类散原是外用治白喉、乳蛾等咽喉诸疾，近几年来有人用其灌肠以治疗溃疡性结肠炎，疗效满意，其实质仍不外取其解毒敛疮，化腐生肌之效。应用于本例食管溃疡内服治疗，亦获取了良效。

4. 温脾清肠，调气化湿

男患，40岁，工人，1980年2月4日初诊。

恙慢性痢疾3年，常发于秋冬，由是多年夏令亦不敢冷饮。此发已1个月，不发热，无呕吐，畏食，食即腹胀、腹痛阵作，便下脓血日五六行，肠鸣矢气较多，肛门坠胀不适，舌淡，苔黄白相兼而腻，脉弦。便常规：黄红黏，红细胞70个/HP，白细胞45个/HP。大便培养提示：福氏痢疾杆菌。

本病责之脾寒肠热，湿阻气滞，传化失司，立温脾清肠，调气化湿为法。

药用：蛇莓60g，广木香（后下）5g，炒川连2g，炒白芍15g，炒白术6g，云茯苓10g。

另：鸦胆子30粒，去壳，龙眼肉包裹，吞服，日2次，参三七末2g，吞服，日2次。后两药连服3日。硫黄粉100mg，日1次，连服20日。

前方服3剂，诸证若失，晨起更衣1次，腹痛肛坠悉除，纳谷转馨，精神转佳，苔腻已化其半。复查便常规：黄软。中阳有来复之机，肠腑湿热有渐化之势。除硫黄粉续服外，中药煎剂转拟健脾助运，消积和中，稍佐清肠。

药用：太子参15g，炒白术15g，云茯苓10g，肉豆蔻6g，广木香（后下）3g，炒川连3g，焦楂、曲各10g，炮姜5g，煨诃子10g，软柴胡6g，蛇莓30g。

服半月，各症自安，大便培养未找到肠道致病菌，病愈收功。

按：本例属慢性菌痢迁延型，一般根治比较困难，是症在初诊时呈现一过性邪盛表现，正气虽虚，还未至中气下陷，固摄无权之地步，故治疗先予温脾清肠，调气化湿。方中特别要关注的是鸦胆子一药，又称苦参子。在本草文献方面，始载于清代《本草纲目拾遗》，原为治冷痢久泻的要药，其性味苦、寒，入大肠经。功能治痢，抗疟。其毒性存在于水溶性的苦味成分，对胃肠道有一定刺激作用，所以用时要去壳取仁（切勿将仁敲破），且以胶囊或龙眼肉或馒头皮包裹吞服，临床一般每次10~30粒（按形状大小），每日服2次，连服3~5日为一疗程。蛇莓、鸦胆子均为清热治痢之效药，配合参三七活血行瘀，使"行血则便脓自愈，调气则后重自除"；佐小量白术、云茯苓以斡旋中州，运化脾湿，硫黄酸、温，散脾中沉寒，与蛇莓、鸦胆子之寒凉相须为用，互制其弊，因硫黄酸温有毒，中病即止，不必尽剂。在病情转归中，始则通重于补，终则补重于通，随病变而转方，此为通补法应用中应注意的

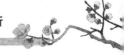

一个方面。

5. 补脾摄血，通腑化瘀

男患，75 岁，退休工人，1977 年 4 月 17 日入院。

患胃溃疡病 20 余年，4 月 17 日酒食饱餐后，胃脘持续剧痛，呕吐频繁，西医诊断为急性胃扭转（溃疡粘连所致）。虑患者年高体弱，不耐手术，请中医会诊。视患者面色㿠白，呻吟低微，辗转不安，胃脘绞痛持续，时吐咖啡色胃内容物及胆汁，已 3 日未更衣。按上中腹均有明显压痛，未扪及包块，舌质淡，苔微黄腻，脉沉弦。

此久病胃疾，瘀热内阻，络伤血溢。急拟补脾摄血，通腑化瘀，以防虚脱。

药用： 皮尾参（另煎兑服）15g，阿胶（烊化）18g，白及 12g，侧柏叶 30g，生大黄 30g，花蕊石 12g，参三七粉（冲服）6g。

中药煎好后嘱少量多次频服，未见呕吐，约药后 4 小时，大便畅行，脘痛大减。原方出入继服 10 剂，痛定血止，病入坦途。

按： 此证入院时大有气随血脱之虞，"有形之血不能速生，无形之气所当急固"。急拟皮尾参益气固脱，阿胶育阴止血；因其兼见瘀热腑结，故取黄龙汤意，用大黄配侧柏叶通腑清瘀，又佐花蕊石、参三七等化瘀止血，共奏止血定痛之功。

6. 益气化瘀，调肝运脾

女患，56 岁，保管员，1983 年 4 月 13 日初诊。

胃脘痛 10 余年，近 3 个月来腹胀痛明显加剧，痛时喜按，但得食不减，食欲不振（150g/日），二便尚调，望形体消瘦，面目晦滞，舌质紫，苔白腻，脉细弦。

证属肝郁血滞，中虚不运，拟运脾疏肝，益气化瘀为治。

药用： 炙黄芪 15g，紫丹参 15g，白檀香（后下）6g，砂仁（后下）3g，乌贼骨（先煎）30g，玉蝴蝶 3g，柴胡 10g，枳实 10g，炒白芍 15g，广郁金 10g，炙甘草 6g。

前方服用 1 个半月，胃脘疼痛轻减，食欲亦振。5 月 27 日钡餐透视示：胃体后壁溃疡位置偏高，约 1cm×1.2cm。原法续进 4 个月，于同年 9 月 19 日钡餐透视复查，黏膜清晰，胃后壁未见到溃疡。病告初愈。

按： 本例胃脘痛多年，属"初病气结在经，久则血伤入络"。钡餐透视提示胃体后壁溃疡（1cm×1.2cm）。选用丹参饮加黄芪，重在益气化瘀，行气和中，配合四逆散加广郁金专事疏肝理脾，缓急止痛。黄芪除补气升阳作用以外，尚可托疮生肌，利水退肿，经动物实验证明有促进炎症渗出物排出及新肌生长作用。本例虽然临床无多酸表现，仍配乌贼骨、玉蝴蝶以收敛制酸，护膜医疡，以达修复溃疡的目的。

（四）体会

1. 通补法是以补为本，以通为用，寓通以补，通补兼施的一种治疗法则，与一味"壅补，守补"形成对照，有治则配伍和药物配伍的两层内容。就治则配伍而言，补是补脾胃阴阳之不足，通是通气血水的留滞。通补法的药物配伍，如参芪配枳实、桔梗、升麻、柴胡，益气与理气并用，脾胃升降并调；麦冬、沙参配半夏、陈皮，补而不滞，滋而不腻；黄芪配莪术，益气化痰，健胃消积，都起到单一药物不可能取得的疗效，发挥了药物之间协同、相加的作用，并且避免了有些药物的副作用。但若辨证确为纯实或纯虚，不应墨守本法。

2. 慢性脾胃病兼见他脏病变甚为多见，通过通补，调理脾胃，他脏病变随之而愈者并不鲜见，所以本法还是治疗多种慢性杂病的重要途径。

3. 治疗慢性脾胃病时，甘味药应用较多，但甘味药多能助湿或有壅中之弊，用之不当，往往加重病情。故应用此类药物时，应适当常规配以辛开流通之品，以收辛开甘缓之效。

4. 既是慢性脾胃病，脾胃虚弱，由来已久，当须从缓图治，宜从小剂着手，若大剂峻补，剂量过重，往往加重脾胃负荷，欲速则不达。我在各种疾病中遇到表现为脾胃气虚的顽固性腹胀脘痞时，每以小剂投之，如用黄芪3~6g，党参3~6g，白术1~2g，茯苓5g等，常收敏效，待病情改观，脾胃功能逐渐恢复后，剂量可逐步加大。如有可能，也可先将饮片切碎后再煎服，这样更便于吸收。一般不用丸剂，尤其水丸，胃内崩解很慢，脾胃磨运不易，或可成为外加异物刺激，反而加重症状。

5. 慢性脾胃病治疗之重心虽在脾胃，但仍视为整体病变在局部的一种反应，应在通补时兼调他脏阴阳，把握肝脾、脾肾、心脾、肺脾之间的关系，注重整体调节极为重要。

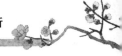

二十五、对胃下垂辨证施治的体会

对胃下垂，既往多按中虚下陷辨治。但从临床看，单纯以补中益气论治，疗效有限。通过进一步审证辨析，结合 X 线及光学纤维胃镜等现代医学的有关检查，再按中医整体理论辨治，疗效有所提高。

（一）审虚实

胃下垂并非都属中虚下陷。不同患者或同一患者的各个病程阶段，虚实表现都各有不同。若脘腹胀闷、隐痛、食后加甚，局部痞满有抵抗感、拒按，甚或有压痛，苔腻、脉弦滑或紧，X 线钡餐透视检查可见胃内容物潴留，胃排空明显延缓，多属气阻夹食滞所致。可予枳实煎剂或木香槟榔丸出入。然临床更为多见者，往往既有脘腹痞胀等"实"的一面，又可见面色萎黄、气短纳呆、胃肠 X 线检查显示胃蠕动减弱、张力低下明显等"虚"的见症，形成脾虚不运、气机阻滞的虚实夹杂之候。此时，单纯补虚升陷或行气导滞均难以奏效，宜通补兼施、标本兼顾。可用补中益气汤合枳实煎剂，补气与行气并施，消补兼行。

病例： 袁某，女，44 岁，1970 年 10 月 4 日初诊。

自 1967 年始，胃脘部胀痛不适，伴嗳气逆，大便秘结，失眠，神疲乏力，体重下降明显，胃肠钡餐透视，诊断为胃下垂，胃小弯弧线最低点位于髂嵴联线下 6cm，另伴横结肠下垂，曾服补中益气汤加砂仁、木香 15 剂，脘腹坠胀疼痛未见改善，并伴恶心呕吐，食欲减退，便结益甚。舌苔白而根腻，脉细涩不畅。

辨证为脾胃气虚日久，又有痰结血瘀形成。治拟健脾和胃升陷，祛瘀化痰散结。予升陷祛瘀汤合瓜蒌枳实汤加减。

药用： 生黄芪 15g，党参 12g，升麻 3g，柴胡 3g，吴茱萸 2g，枳实 15g，川芎 10g，当归 12g，酸枣仁 10g，瓜蒌 15g，柏子仁 10g，决明子 15g。

服 5 剂后症状改善，依方随证变化。先后曾用半夏、生姜、丁香等降逆化痰之品。共服 30 剂后症状消失，食欲增加（每日 400g），钡餐透视位置恢复正常，横结肠仍下垂，但较前有所上升。随访 12 年，一般情况良好，偶有症状反复，仍以原方化裁巩固。1982年4月再次钡餐透视复查，胃肠未见器质性病变。胃、横结肠位置均属正常。

按： 患者舌苔白而根腻，脉细涩不畅，是痰阻不畅、血瘀形成的表现。本案在气虚下陷的基础病机上，要注意久病生痰瘀结的特点，配以活血化瘀及化痰散结之品反获良效，这也符合中医久病致虚实夹杂的特点。由此可见，临证一定要注意舌苔脉象与临床症状的变化，及时调整治疗方案，方能取得满意效果。

（二）辨气血

本病在不同程度上多有血瘀络阻的表现。据我们系统调查的67例中，舌质带紫，或有瘀斑瘀点，或舌下静脉显露者30例，占44.8%；脉细涩者24例，占35.8%。鉴于胃下垂因胃本身形态及位置的明显改变（重度者可下垂至盆腔），使胃壁血管受到机械性的牵拉、扭曲及压迫，加之周围脏器的挤压，使胃壁静脉回流障碍，形成血瘀（或相对缺血），光学纤维胃镜往往可见胃黏膜充血，或黏膜苍白、静脉显露，提示瘀血阻滞是本病病机的一个重要方面，然而在此基础上应该鉴别形成瘀血的主要因素，是属气滞血瘀，还是因气虚无力助血运所致血瘀。在具体药物选择上，我们常用莪术、川芎、桃仁、红花、生山楂等。尤其是莪术，其性味微苦、微温。《医学衷中参西录》云"若与参、术、芪诸药并用，大能开胃进食，调和气血"，"性非猛烈而建功甚速"。所以我们常用于气虚血瘀者的治疗，没有见到有明显副作用。

病例：成某，男，48岁，1974年4月4日初诊。

自诉胃脘胀满隐痛，定位不移，食后更甚，大便干结，病已年余。某医院胃肠钡餐透视检查示胃下垂（胃小弯弧线最低点位于髂嵴联线下4cm）。顷诊见形体消瘦，面色晦滞，脐旁有抵抗感，舌质紫，舌下静脉显露，苔薄，脉细涩，曾服补中益气汤加味10剂，症状未见明显改善。

从脾虚气陷、血瘀络阻辨治，拟方益气升陷、化瘀通络。

药用： 生黄芪*15g*，莪术*10g*，生鸡内金*10g*，生山楂*15g*，红花*10g*，全瓜蒌*15g*，枳实*15g*，升麻*2g*，柴胡*2g*，甘草*4g*。

服药5剂即症状减轻。嗣后方药以此为主，略有加减，先后共服45剂，

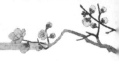

症状完全消失，X线钡餐透视复查，见胃位置恢复至正常，随访4年未复发。

（三）察润燥

以湿困脾脏或胃阴亏损表现为主者，与常见胃下垂见证殊异，应该注意鉴别。若脉濡滑，苔厚腻，腹胀肠鸣，辘辘有声，口泛清涎，此湿困脾阳之征，如单以苍、朴平胃之类是鲜效的。如查体有胃振水声明显，X线钡餐透视检查常提示胃下垂并伴有胃黏膜皱襞增粗等。通过胃镜检查又可见黏膜分泌物增加以及有颗粒状增生隆起、小结节等。此乃脾虚不运，津停为湿，湿聚为痰。痰湿为标，虚为其本，故治宜本而标之，拟方益气健脾，化痰利湿，常用香砂六君丸、苓桂术甘汤加减。若舌红少津，苔净或花剥，脉细数，症见呕逆脘痞，口渴咽干，面烘心烦，腹胀便约。胃镜提示胃黏膜变薄、血管透见，失去正常有光泽的橘红色等，此时温燥辛窜之剂显然不宜，须用养阴和胃，清滋柔润，或稍佐气阴兼顾之剂，待其胃和津复，升降自调。可选养阴汤、麦门冬汤加减。

病例： 廖某，男，29岁，1969年6月9日初诊。

自诉食欲减退，脘胀呃逆2年余，服香砂六君丸后症状无明显改善，脘腹胀痛日渐加重。于1969年5月X线钡餐透视检查提示为胃下垂（胃小弯弧线最低点位于髂嵴联线下6.5cm）。1969年6月9日来我处门诊，症见形瘦面烘，心烦而悸，大便干结，舌红少津，脉细软无力。

此气阴不足、胃津耗损之征，治拟调益气阴，和中养胃。

药用： 太子参10g，南沙参12g，麦冬12g，桔梗4g，全当归10g，生鸡内金10g，全瓜蒌12g，望江南12g，川石斛12g。

此后治则不变，方药略有加减，连服30剂，在1969年7月行X线钡餐透视复查，胃位置已恢复正常。

（四）衡升降

胃下垂患者除中虚见症外，尚有嗳气、呃逆、咽中阻塞感、大便秘结等脾胃升降失调的临床表现。光学纤维胃镜下常可见到胆汁、十二指肠内容物反流。此类患者治当权衡升降。用药选择：升清多用党参、黄芪、升麻、柴胡、桔梗等；降逆常用半夏、生姜、丁香、竹茹等；便秘可选配全瓜蒌、决明子、望江南等，使之复归于平。

病例： 袁某，女，44岁，1970年10月4日初诊。

自诉胃脘胀痛，神疲乏力，嗳气呃逆，失眠消瘦，大便秘结已年余。某医院胃肠钡餐透视诊断为胃下垂（胃小弯弧线最低点位于髂嵴联线下6cm），并伴有横结肠下垂。曾服补中益气汤加砂仁、木香15剂，脘腹坠胀疼痛未见改善，并伴恶心呕吐，食欲减退（每日200g左右），便结益甚，舌苔白而根腻，脉细涩不利。

依脾虚下陷，胃失通降，络脉瘀阻论治，着重调其升降，以冀"脾以升则健，胃宜降则和"。

药用： 生黄芪15g，党参12g，升麻3g，柴胡3g，吴茱萸2g，生枳实15g，川芎10g，当归12g，酸枣仁10g，柏子仁10g，全瓜蒌15g，决明子15g。

服5剂后症状改善，此后按方随症变化，先后曾加用半夏、生姜、丁香等，共服30剂后症状消失，食欲增加（每日400~450g），钡餐透视复查位置已正常，横结肠仍下垂，但较治疗前有所上升。随访1年，一般情况良好，偶有症状反复，仍以原方化裁巩固。1982年4月再次钡餐透视复查，胃肠未见器质性病变。胃、横结肠位置均已恢复正常。

二十六、中西医结合是提高老年病诊疗、康复水平的最佳途径

面对世界性人口老龄化的发展趋势，老年医学已受到广大医务人员的普遍重视，对于老年性疾病的防治及康复，无论从现代生物-心理-社会医学模式的转变，还是临床实践的体验，都表明单纯药物或手术方法已不是唯一有效的途径。特别是一些心身疾病，如能配合现代康复医学及传统养生方法，诸如食疗、运动、气功等以激发人体内在的主观能动性，同时定期开展健康咨询活动，让患者明确如何对自身疾病进行自我保健；应树立怎样的个人生活方式；如何顺应自然变化规律；如何调摄情绪，以增强对社会外环境的适应性等，将对老年疾病缩短疗程、巩固疗效以及带病延年、提高生存质量等方面起着极为重要的作用。我国历代医家在医学养生方面早就有不少卓越的成就，如孙思邈的"怡情养性"理论，强调要动静相宜，起居有方，饮食适度，清心寡欲，涵养道德，这些对每个人的摄生、防病延年，具有很实际的指导

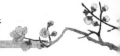

意义。所以要真正做好老年病的防治及康复工作，必须全面振兴我国传统医学，并与现代医学及其他自然科学等多学科紧密结合，才有可能在实现中医现代化的基础上，创造出一种新型的医学模式，为人类医疗卫生保健事业作出更大的贡献。

人到老年，既有自然规律致各个器官组织的结构和功能发生退行性变，即生理性衰老的一面，更有由中青年时期绵延下来的多种慢性病或遗传基因缺陷所致多种疾病的缓慢发展，至老年一旦发病，往往呈现多系统疾病，且临床表现形式也呈多样性和不典型性，给老年病的及时诊治带来一定难度。对此，要提高这方面的诊疗和康复水平，采用中西医结合、多学科交叉渗透的方法是目前最佳而又快捷的一条途径。如对脑卒中、冠心病、糖尿病、骨质疏松、肺部感染、消化性溃疡等老年易患病症，首先可考虑在中西医基础理论研究方面，继续从宏观与微观的更高层面上寻找共同结合点，应用现代高科技手段，多学科合作，对一个"病"的几个"证"或"型"及其辨证论治、辨病论治进行规范化、标准化研究，挖掘出相应突破口，用中西医结合医疗、康复、预防三位一体的思路方法，充分利用中医养生康复理论，研制出对于某一老年病及其高危因素既有实效又有一定理论依据，且能为大多数中医、西医共同接受的一整套医疗、康复及保健的总体方案。此外，也可在中医学基础理论研究成就的基础上，对某些病确切有效的单方、复方进行深层次的作用机制研究。为避免低水平的重复及工作的盲目性，最好由上级部门牵头，在全国形成一种网络性的中心组织，在整体规划下，进行既分工又合作的有序的研究，定期总结，交流信息，按时按质完成预定计划，这样对提高全国各级医院、研究所中从事老年医学的工作者的业务水平，对加强中外医学交流、让中医药为世界上更多人接受、便于与国际接轨等方面，都有积极深远的意义。

二十七、肺腺癌验案一则

谢某，男，76 岁，初诊日期 2014 年 6 月 12 日。

主诉：体检发现肺癌。

现病史：患者罹高血压等病在我科定期随诊多年。2014 年 6 月复诊时，查阅患者体检报告及影像资料，发现胸部螺旋 CT 片中，右下肺有一似磨玻璃样结节，怀疑肺癌可能，当时患者临床无与肺癌相关的可疑症状，体检报告也未提示肺癌可能，遂请患者于胸外科就诊，以明确诊断。胸外科阅 CT 片后认为右下肺癌可能性很大，遂行胸腔镜手术切除，病理示右下肺浸润性腺癌，累及胸膜 T2aN0M0　ⅠB 期，胸外科认为术后可行放、化疗治疗，并定期复查。经患者及家属与本人共同讨论，决定先单纯服用中药，并定期监测病情变化。故从 2014 年 7 月 15 日开始系统中药进行调治。

既往史： 难治性高血压病 40 余年，高尿酸血症 10 余年，前列腺增生 20 余年，睾丸鞘膜积液半年，诸病先后均在我科诊治，睾丸鞘膜积液已治愈，其余病情相对稳定。

现症： 形体丰肥，晨起有痰，色白质黏，不咳也无发热、咯血，偶见头晕头痛，纳寐尚可，舌淡紫、胖，边有齿痕，苔白腻，舌下络脉迂曲，脉细滑数。胸部 CT 检查示右下少量胸膜积液。

西医诊断： 肺癌。

中医诊断： 肺积。

中医辨证： 肺脾气虚，久则气损及阴，为病之本，痰瘀积聚，酿生热毒，损伤肺络，为病之标。

治法： 益气养阴，化痰行瘀，解毒消积。

处方：

生黄芪 60g	党参 15g	炒白术 15g	茯苓 30g
化橘红 10g	沙参 15g	麦冬 30g	黄精 30g
生薏苡仁 30g	白花蛇舌草 15g	藤梨根 30g	白英 30g
猫爪草 20g	灵芝 6g	莪术 30g	红景天 15g
金荞麦 30g	鸡内金 15g	肿节风 15g	川贝母粉^{冲服} 4g
三七粉^{冲服} 3g			

14 剂，水煎服

治疗经过： 在我疑诊患者肺癌后，首先考虑其现有的基础疾病尚属稳定阶段，且整体状况还好，故立即嘱患者请胸外科进行会诊，如能确诊就争取尽早手术治疗。遂于 2014 年 6 月 16 日收住我院胸外科，于 2014 年 6 月 25 日在全麻下行 VATS（电视胸腔镜外科手术）右肺下叶切除＋纵隔淋巴

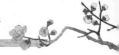

结清扫术，术后病理回报示：浸润性腺癌，累及胸膜 T2aN0M0　IB 期。于 2014 年 7 月 14 日出院，依患者最终决定，未做放、化疗治疗。出院后一直服用中药以提高免疫功能及防止肿瘤复发或转移，根据上述辨证思维，坚持以益气养阴，化痰行瘀，解毒消积的治疗大法来进行调治。在此后的几年中，曾有数次因感冒而继发肺部感染，遵急则治标原则，用中西医结合方法均及时得到了控制。每 6 个月或 1 年进行相关指标（CT 及肿瘤标志物）复查，证实患者病情一直稳定。中药汤剂在服用 5 年后，各项指标复查仍为正常，我根据病情的相对稳定，结合患者面色红润，不咳痰少，其他基础病也都控制良好，决定从 2019 年 7 月 5 日开始改拟粉剂调治，以作善后。处方：生黄芪 60g，藤梨根 100g，猫爪草 100g，铁皮石斛 60g，红景天 100g，三七粉 60g，灵芝 120g。上方共研细末，分 60 日服用，服完后如无特殊变化，此方可持续配服。2020 年 10 月 12 日患者又来我科复查，除痰多白黏状，晨起咳嗽外，余无他苦，望舌苔白腻，舌淡紫红，体胖，舌下络脉迂曲、紫、宽泛，脉细弦滑。

2020 年 10 月 31 日低剂量胸部 CT 报告：双侧胸廓对称，骨质结构完整。右肺下叶缺如，支气管残端致密影。双肺多发磨玻璃小结节影（4～12，18，20，43），较大者 0.6cm。气管及主支气管通畅，双肺门不大，双侧胸膜未见明显增厚。纵隔内未见明显肿大淋巴结影。心包及双侧胸腔内未见明显积液影。CT 诊断：右肺下叶术后改变。双肺多发磨玻璃小结节。较 2018-7-18 片变化不明显。

2020 年 10 月 27 日血肺癌肿瘤标志物：NSE　10U/ml，CYFRA21-1 1.83ng/ml，SCC　1.11μg/L（均在参考值内）。

按：本案是靠体检中影像检查才早期发现肺癌，及时进行了手术切除并持续服中药汤剂长达 5 年，获得了较为满意疗效。这得益于患者有较强的健康意识，坚持每年健康体检，才能发现新的病变。虽身患多种慢病、难病，尤其是发现肿瘤以后，能按医嘱定期来院复诊，依从性极佳地坚持中西医结合治疗，才能取得较为理想效果。

肺癌属中医"肺积"范畴，患者高龄多病，正虚在前，加之肺癌手术刀刃之伤，使肺脾多脏进一步气阴亏损，气虚不能卫外，阴伤津液不能正常输布，致痰瘀结聚，酿生热毒，为本虚标实之证。治疗要分层次，多方位进行有机结合。现代药理研究证实，益气养阴之剂可明显改善肺癌患者的体液免疫与细胞免疫功能，调节肿瘤转移相关黏附分子的表达，对防止复发和转移，提高患者生活质量等方面有确切的疗效。

在肿瘤辨证辨病用药方面，根据前辈经验结合我自己临床体会，常选用藤梨根、猫爪草、白花蛇舌草、白英等清热解毒药物，取其药性无毒，或毒性很小，而抗癌作用较强，如白花蛇舌草具有抗突变，抑制肿瘤细胞增殖、诱导癌细胞凋亡的作用等，这些药对老年人长期用药是比较安全的。此外，因为老年肿瘤患者用药疗程较长，一定要注意整体功能的维护，要定期检查肝肾功能，千万不能因药物副作用导致患者肝肾功能损害，同时在药物的口感上也要考虑患者能够接受，才能长期坚持下去，达到治病目的。

二十八、对高龄便秘的诊治体会

便秘是指每周大便少于 2 次，或每日都有，但大便干结不畅，为寻常之病，但调治并不简单。80 岁以上的便秘患者，临床更不难见。常可作为一个主证来院就诊，也可以是某些心脑血管病发病，甚则死亡的重要诱因，更可以是一些晚期消化道肿瘤的一个危险信号。所以对高龄老人来就诊者，必须询问大便情况，对协助诊断、帮助治疗可起很大作用。兹就高龄便秘的诊断和治疗作一临床分析。

（一）诊断

1. 消化道自身问题

（1）老年消化功能退变引起：如口腔的咀嚼，胃、肠蠕动能力、代谢的减慢，使产生唾液、胃液、肠液等腺体分泌减少。

（2）任何原因引起肠道张力下降，肠蠕动减慢，使粪便在肠道通过时间延长，吸收肠道中过多水分，导致粪便变干，排空困难。

2. 不良生活方式

（1）生活不规律，少而精，纤维素量少，肉食多，再加饮水过少，使肠蠕动太慢。

（2）久坐少动，或熬夜，失眠，紧张，压力大，易致胃肠功能紊乱。

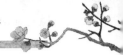

3. 全身疾病所产生的一个症状

（1）甲状腺功能减退。

（2）糖尿病慢性并发症—胃轻瘫。

（3）脑垂体前叶功能减退。

（4）恶性肿瘤或息肉。

（5）各种原因引起的肠梗阻。

（6）各种原因引起瘫痪后。

（7）全身营养不良。

（8）贫血。

（9）精神病，尤其长期服用抗精神病药物者。

所以，应对上述疾病要进行相关鉴别诊断。如属甲状腺功能减退引起便秘者，把甲状腺功能减退控制好即可改善便秘；如属糖尿病引起胃轻瘫而便秘者，必须把血糖控制在目标值以内，才可防止并发症不断加重；至于因便秘反复便血，自以为是痔疮出血而延误诊断，最后确诊为结肠癌肝转移的案例，至今都令我难以忘怀。所以临床一定要把住诊断关，诊断清楚，无论中西治疗才有把握，才能防患于未然。

（二）治疗

1. 非药物治疗

除高龄带来的一系列生理性退行性变不可控之外，老年人应该做好以下两方面的生活调摄，才能减少便秘的发生。

（1）改变不良生活方式，包括尽量多食一些粗纤维食物，如主食中高纤维可占30%～50%，还有叶子菜、坚果等。每日补充水分1.5～2L（无心衰、肾功不全者）。一定要规律生活，多运动，减少压力，保持乐观心态。

（2）养成定时排便习惯，晨起多做腹部顺时针按摩，洗漱后进食前先饮温开水200ml，尽量采用屈膝式排便方式（即在便器前可放置一小板凳，把双足放置于上）。

2. 西药治疗

包括渗透性（如乳果糖）、刺激性（如番泻叶）、润滑性（如开塞露）、促动力药（如西沙比利）、微生态制剂（如双歧杆菌三联活菌胶囊）五类。

其中相当一部分都是对症处理，用药可暂不可久；有些药物有依赖性或有一定副作用，对此寻求中医辨证论治，整体治疗是一大优势。

（三）中医辨证论治

对排除器质性病变引起便秘的高龄患者，我习惯用脏腑定位（肾、脾胃、肠、肝、肺），结合气血辨证（气滞、气虚、血（精）虚、血瘀）、寒热辨证（寒秘、热秘）的方法进行调治，兹分述如下。

1. 肾

除便秘外，一定伴有肾精、肾气不足的临床表现，如大便并不干燥，或先干结后成形，排便无力或见滑脱不禁，常腰膝痿软，夜尿频多，甚有尿失禁等。

（1）病机：肾精气不足，气化无能，肾关失衡，二阴开合失度。《素问·水热穴论》曰"肾者，胃之关也"，开窍于二阴，维持脾胃正常的生理功能和二便的气化、调控。当肾阴充足则二阴启闭自如，一旦肾气亏虚则关门失于常度，如关门不禁则可腹泻、消渴，关门不利可见水肿、便秘。

（2）治则：补肾填精，滋润通便，从《景岳全书》济川煎化裁。

2. 脾胃

除便秘外，一定伴有脾胃纳运、燥湿、升降失常的临床表现。如纳食不馨，食少腹胀，嗳气嘈杂，大便先结后溏或秘结等。

（1）病机：脾虚失运，胃失和降，久则痰湿内阻蕴化为热，致脾胃升降失度，大肠传化失常。《素问·经脉别论》曰"饮入于胃，游溢精气，上输于脾；脾气散精，上归于肺，通调水道，下输膀胱；水精四布，五经并行，合于四时，五脏阴阳，揆度以为常也"，这是人体正常的水谷代谢，说明脾之与胃，不仅以膜相连、表里相称，而且分担着水谷的承纳与运化。脾气以升为健，胃气宜降则和，当脾升胃降失常时，脾就不能为胃行其津液，可直接影响精微物质的正常输布，并且痰浊湿热等病理产物可以同时产生，导致全身功能紊乱。

（2）治则：健脾助运，辛开苦降，清胃化湿。从六君子汤（重用生白术），小陷胸汤，麦门冬汤化裁。

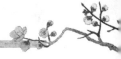

3. 肠

除便秘外，一定伴有全身津亏血少的临床表现。多见于老年精亏，久病、大病后，或外感热病伤阴，津液未复时，全身情况较为虚弱，可见头晕目眩，心悸失眠，口干咽燥，盗汗内热等。

（1）病机：阴（血）虚肠燥，津液不足，无水舟停，传化失司。由于"脾不能为胃行其津液"，使肠道失去了"小肠主液""大肠主津"的润泽，导致糟粕呈"无水舟停"状态，不能通过肠的正常传化而排出体外。

（2）治则：养阴增液，润肠通便（少用峻药攻逐）。从五仁丸（汤）、增液汤化裁，也可用《伤寒杂病论》之蜜煎导法用于结粪肛门之润导（具体方法为：蜂蜜入锅中文火煎熬后冷却呈半冻状时，做成指状小栓，塞于肛门内即成），本品纯为滋润大肠，使粪便软化而排出体外，不同于开塞露（甘油+山梨醇组成），纳入肛门使直肠因高渗后刺激直肠壁（所以感觉腹痛），让粪便软化而排便。

4. 肝

除便秘外，一定伴有肝气郁结的临床表现。如胸闷憋气，时叹息，心烦失眠，食入不适，而胁发胀等。

（1）病机：木郁气结，横犯中土，脾胃升降失度，大肠气机阻滞，传导失职，糟粕内积，不得下行。

（2）治则：疏肝解郁，运脾和胃，行气导滞。从四逆散、六磨汤（木香、槟榔、沉香、乌药、枳壳、大黄）化裁。

5. 肺

除便秘外，一定伴有与肺相关疾病或症状，如咳嗽气喘，咽部不适，有痰难咯等。

（1）病机：邪热夹痰湿内阻，肺气肃降无度。肺主气，为华盖之脏，主治节，与大肠相为表里。如外邪袭肺化热，夹内蕴痰湿，可使肺失清肃之令，大肠传化受阻而致便秘。

（2）治则：宣肃肺气，通利大肠。从瓜蒌贝母散、枳桔汤化裁，也可用苏叶泡水，或加瓜蒌仁开宣肺气，润肠通便。

6. 瘀血内阻

除便秘外，一定伴有瘀血内阻的临床表现。如腹痛如针刺，痛有定处，或体内发生肠梗阻、肠套叠，面色发青，唇舌黯紫，甚可出现谵语烦渴，其人如狂等症。

（1）病机：血行不畅，瘀蓄内停，可变生诸病。血行脉中，周流全身，以充养脏腑经络，皮毛筋骨，维持正常的生理功能。如因气滞、气虚、寒凝、血热等原因，致血液在脉中运行不畅而形成瘀血，当瘀蓄内停，即可发生蓄血便秘。

（2）治则：通血脉，破蓄血。从桃仁承气汤化裁。

7. 寒秘

除便秘外，一定伴有腹痛，手足不温，面色苍白，舌苔白润，脉迟或紧等症，也可见于久痢赤白不止者。

（1）病机：肾阳亏虚，阴寒凝滞，或脾虚气陷，胃浊失降，腑气不通。本型多见于年老体衰，真阳不足，命门火衰，阳气不行，浊阴凝聚，腑气不通，大便遂秘结不行。也可见于过食生冷，或过用苦寒，冷积久阻肠胃，脾虚气陷，传导失常，糟粕不行，凝积于肠道而成便秘。

（2）治则：①温肾逐寒，通阳泻浊，通便止痛：A. 半硫丸（半夏、硫黄等分研末，加生姜400g压榨煎煮成水，与粉末泛丸干燥成丸，每服3~5g，每日1~2次），本方多用于老年虚冷便秘或寒湿久痢不止。一般中病即止，不宜过剂。B. 大黄附子汤（大黄、附子、细辛），多用于寒积所致腹痛便秘。里寒外湿不化，里实外下不去。②温补脾阳，攻逐冷积，从温脾汤化裁。

8. 热秘

除便秘外，一定伴有痔疮，小便频数，量多等症。

（1）病机：肠胃燥热，脾约便秘。本型多有郁热伤津，热结阴亏，燥屎不下，下元不通；或素体火盛，胃强脾弱，脾不能为胃行其津液，约束津液不能四布，但输膀胱，致小便频而多，大便秘结不通，故曰"其脾为约"。

（2）治则：滋阴与寒下配合，润其燥，以泻其热。从麻子仁丸（又名脾约麻仁丸）化裁（即小承气汤加麻仁、杏仁、芍药、白蜜），也可选用增液承气汤（玄参、麦冬、生地黄、大黄、芒硝）以滋阴增液，通便泄热。

（四）典型病例

马某，男，85岁，初诊日期2020年11月9日。

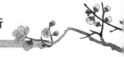

主诉： 慢性便秘 1 年。

现病史： 近年来患者大便艰难不畅，日行 2 次，因有高血压，不敢用力过度，致每次排便都十分痛苦，一直用开塞露、乳果糖、麻子仁丸等，服药期间可以排便，但停药又便秘如初。也曾多处请中医开服汤剂，但效果平平。

现症： 初见患者虽为高龄老人，但行动自如，思维清晰，自述目前血压一直控制尚可，最大的痛苦就是大便起始困难，开头坚如羊屎，但排出燥屎后，后续即畅通无阻，便前腹胀、不同、有矢气，食纳尚可，询云夜尿频多，但夜寐无妨，舌质淡，有齿痕，偏小，苔薄，舌下络脉迂紫，脉细弦尺弱。

中医辨证： 证属高龄精气不足，肾关不固，气化不利，加之脾虚不运，脾不能为胃行其津液，更致肠燥传化失常。

治法： 补肾填精，滋润通便，益气健脾，少佐行气活血，从济川煎化裁。

处方：

生黄芪 60g	当归 30g	肉苁蓉 30g	生白术 60g
茯苓 30g	炒莱菔子 30g	燀桃仁 15g	柏子仁 30g
陈皮 10g	烫枳实 15g	姜厚朴 24g	醋莪术 15g
炒瓜蒌子 30g	炙甘草 10g		

7 剂，水煎服

治疗经过： 患者服用上方 1 周后，排便开头难得以缓解，便前腹胀也迎刃而解，嘱原方继续巩固，每日 1 次，每次 200ml，至排便畅行停药。平素可每日用芹菜 100g、胡萝卜 50g 打汁成 150～200ml，晨加温后顿服，增加纤维素、维生素，通过食疗促进大便通畅。

按： 重温经典，结合临床实例，可加深对有关经文精髓的理解，具有指导性意义。本案便秘一证，其辨证核心脏腑定位是肾与脾胃。《素问·水热穴论》曰"肾者，胃之关也"，开窍于二阴，所云"关者，门户要会之处，所以司启闭出入也"（张介宾语），说明了肾与胃的密切关系。肾与脾胃经络相连，生理相关，病理相及。脾胃承纳、运化产生的"精气"，不断充养与滋生着肾的"藏精"，才能使气化正常，二阴通达顺畅；而肾之精——元阴元阳是人体生命活动的原动力，饮入于胃，游溢精气及脾的散精，布达五脏六腑，四肢百骸，皆需要肾的蒸腾气化才能完成。当肾元亏虚，气化失常，肾关也启闭失衡，即可产生胃肾同病的一系列病症，正如张介宾所云"肾主下焦，开窍于二阴，水谷入胃，清者由前阴而出，浊者由后阴而出；肾气化则二阴通，肾气不化则二阴闭；肾气壮则二阴调，肾气虚则二阴不禁，故曰'肾者，胃之关也'"，进一步概括了肾与胃在生理、病理上是相互协调、相互影响的。本案抓住了肾关失衡的辨证要点，才能选方用药精当，取得较好疗效。关于《素问·经脉别论》中所云"饮入于胃"，我的理解是指水谷从口进入胃腔，这是人体津液、"精气"的唯一来源，水谷经过胃的收纳、腐熟，形成精微物质，而这些"精气"必须上输于脾，并通过脾的散精，上归于肺等生理活动，才能水精四布，五经并行，到达全身五脏六腑，四肢百骸，这就叫脾"为胃行其津液"。一旦津液匮乏，必然导致脾不能为胃行其津液，不仅"精气"不能到达全身，更使"小肠主液""大肠主津"的润泽缺乏，而形成"无水舟停"，糟粕不能通过肠的传化而排出体外，这是本案便秘的又一原因，所以方选四君子汤意，重用生白术，去人参，加重生黄芪用量，因方中用了莱菔子，一般不与人参配伍应用。

关于几个药物的体会：

1. 黄芪：补气之力为补药之长，方中重用黄芪达 60g，意在益元气，壮脾胃。与补肾之肉苁蓉（又称沙漠人参）相配，则肾关通利作用更强；借黄芪既补又升之用，配枳实同样可达调畅气机的作用；黄芪还有双向调节作用，所以对本案舌淡边有齿痕的高血压患者是无妨的。

2. 白术：为后天滋生之要药，虽苦温燥湿，但有一定运脾通便作用，我有时一剂药中可用至 120g，但宜从一般剂量开始逐步递增，前提是一定要有脾虚失运之腹胀、矢气多症状，如与行气消胀之品合用则效果更好。

3. 莪术：为化瘀血之要药。张锡纯在《医学衷中参西录》中认为莪术不仅能治"一切血凝气滞之证，若与参、术、芪诸药并用，大能开胃进食，调血和血"，而且"性近和平""不但气血不受伤损，瘀血之化亦较速"，故本案取上述作用而用之。

4. 瓜蒌子：本品性味甘寒，用于清肺化痰、宽胸散结。但其种子瓜蒌子质润多油，善涤痰垢而导积滞，故本案用于滑肠通便，无大黄、芒硝苦寒、咸寒攻下之弊，对老年习惯性便秘尤为适用。

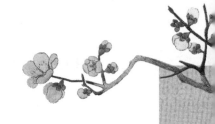

第三部分

老年病中西医
防治医论医话

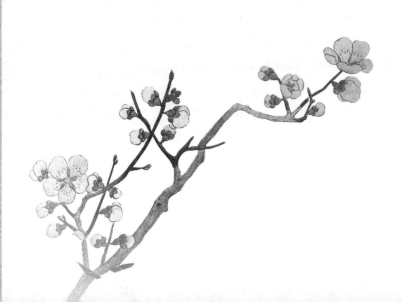

一、中西药物联合治疗高血压病

高血压患者普遍存在"三多"现象，即伴有心血管病其他危险因素多、伴有相关疾病多、临床症状多样性或不典型性者多。伴有的心血管病其他危险因素包括高脂血症、糖尿病等；相关疾病有冠心病、脑卒中、高血压肾病等。临床上经常可见患者同时服用多种降压的中西药物，虽然不少中西药物联用有协同增效作用，但降压水平及对相关疾病的治疗目标值并非"多多益善"。况且有些药物对肾脏有一定毒性作用，对高血压已有肾损害者已非所宜，由此我提出对高血压病应合理联合中西药物治疗。

（一）联合用药的目的

1. 逆转靶器官损害，防治危险因素及相关疾病

西药降压治疗的益处主要是便于按不同类型药物的作用机制和半衰期来进行比较筛选，又具有一定的可操作性，可尽早达到目标血压，但逆转靶器官损害是一个漫长的过程，即使坚持长期有效控制血压亦未必一定达到目的。另外，针对某些危险因素及相关疾病，如高脂血症、糖尿病、高血压肾病，六大类降压药未必尽有防治作用，而中医中药在降脂、降糖、改善肾功能及调整机体平衡失调诸方面均有一定作用，合理联合使用中西药物可以取长补短，提高疗效。

2. 协同增效或降低西药不良反应

对顽固性高血压或老年患者，强调按降压目标值进行中西药联合治疗。可采用中医辨证施治方法，联合选用不同类的降压西药治疗，可使原来无效的获得疗效，或原来需要较大剂量的，改用小剂量即有相同效果。对某些降压药物的副作用，如部分钙通道阻滞剂所致烘热、头痛等不良反应，可通过中药治疗得以控制。中药在改善高血压患者临床症状方面更能显示出不少优越性。

3. 作为临时调整用药

对原来降压治疗方案有效，因情绪波动，气候突变或感染等诱因使患者血压出现波动的情况，可暂不急于更换原治疗方案，可临时用中医辨证用药

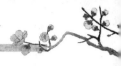

方法达到调整血压目的，并密切观察病情，为进一步明确诊断（如是否又产生某些合并症或并发症）及考虑是否需要更换治疗方案作铺垫准备。

1999 年 WTO-ISH 高血压治疗指南提出了降压治疗 4 项原则（小剂量、联合、长效、更换用药），为今后规范和推动临床高血压的治疗发挥了重要导向作用。但如何选择六大类降压药，以达到长期控制血压；如何根据高血压发病的病理学基础、靶器官损害等问题，有针对性地合理用药，使之疗效满意而副作用又少，中西药物合理联合是一条重要途径。

（二）选择药物时要注意事项

1. 合理联合用药

结合危险因素及相关疾病来选择降压药物，并且同时进行降糖、降脂、降体重治疗。如伴有脑卒中的高血压患者，多选用长效钙通道阻滞剂，且与降脂药物联合应用，这对预防缺血性脑卒中更为有效。伴有糖尿病者宜选择血管紧张素转换酶抑制剂（ACEI）或血管紧张素 II 受体拮抗剂，不宜选用 β- 受体阻滞剂，因这类药物可抑制胰腺分泌，降低机体对胰岛素的敏感性，使葡萄糖耐量下降。对高血压伴心肌梗死或心力衰竭患者，ACEI 和 β- 受体阻滞剂合用可防止心肌进一步损伤，而加入复方丹参滴丸更可改善微循环。ACEI 和 β- 受体阻滞剂为神经内分泌拮抗剂，应慎用于心脏瓣膜狭窄患者，以免前负荷降低，使心排血量减少，引起低血压、晕厥等。对心动过缓的高血压患者也不宜选用 β- 受体阻滞剂。已有肾损害的高血压患者一般选用 ACEI 或血管紧张素 II 受体拮抗剂，对阻断终末期慢性肾衰有一定作用。此外降脂、降体重可延缓动脉粥样硬化、减轻心脏负担，对逆转靶器官损害有益，但药物与非药物疗法仍然需要长期坚持，并且要持之以恒。如经常服用杭菊、荷叶、苦丁茶、决明子等，既可降脂又可解决患者便秘之苦。另外有报道证实，每天从事轻松运动，活动量只需达到最大运动量的 50% 者就会出现有利于降压的生化改变。

2. 长期安全治疗的重要性

由于高血压涵盖了许多关联的危险因素与现象，所以对高血压的治疗不应局限于单纯的控制血压，更应重视预防并推迟其相关疾病的发生，临床强调长期监测血压，根据血压波动长期药物治疗。切忌血压正常即刻停药治疗，也不主张血压持续低于标准以下，使心脑血管供血不足而发生缺血性损害。某些中药如牛黄降压丸、罗布麻片有降压作用，对用西药已达目标值的高血压患者不要再联合用药。

3. 老年人用药的特殊性

某些复方降压药中含有利血平、氢氯噻嗪等成分，其中利血平长期应用可致嗜睡、四肢抖动，并可引起精神抑郁，记忆力减退，不利于老年人服用；而氢氯噻嗪长期应用，也不利于高血压伴糖尿病患者。此外有些中药虽具降压作用，但对肾脏有毒性，不宜老年人长期服用，如龙胆、芦荟、益母草、防己等。

4. 强调中医辨证用药

高血压病多发生于中老年患者，病史冗长。中医认为其常由脏腑阴阳平衡失调所致，其病变以本虚标实为多。本虚指阴阳气血不足，由于"年过半百，阴气自半也"，临床以肝肾阴虚者多见。随病情发展，阴损及阳可最终导致阴阳两虚。标实包括风、火、痰、瘀等，常兼夹为患，特别是"初病气结在经，久则血伤入络"，瘀血贯穿于疾病的全过程。临床常见证候有肝阳上亢、阴虚阳亢、肝肾阴虚、痰浊中阻、血脉瘀阻、阴阳两虚等。对高血压病应根据患者症状、舌脉变化，从整体观念出发，进行有针对性的立法用药，切忌单凭症状用药。有些患者自以为体弱，长年进补西洋参、红参之类，致使阴虚加重。更忌讳在未掌握血压动态变化、未明确诊断之前，自行配服中西降压药物而产生严重的不良后果。

附： 临床证实有降压作用的中药复方有：牛黄降压丸（适宜心肝火旺型高血压），松龄血脉康、脑立清、复方罗布麻片、全天麻胶囊（适宜肝阳上亢型高血压），安脑丸（适宜心肝火旺型高血压），牛黄清心丸（适宜气血不足伴痰热上扰型高血压），天麻杜仲丸（适宜肝肾不足、肝阳偏亢型高血压）。

目前常用的抗高血压中药有： 萝芙木、筋骨草、三七、苦丁茶、臭梧桐、防己、羚羊角、牛黄、桑寄生、野菊花、地龙、黄芩、杜仲、夏枯草、绞股蓝、水牛角、钩藤、龙胆、茺蔚子等。

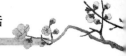

二、老年高血压病血压不正常波动的原因与对策

高血压病一旦确诊，在明确靶器官损害及相关疾病情况后，通过合理的治疗方案，一般都能把血压控制在目标血压范围内，即：中青年血压<130/85mmHg，老年人血压<140/90mmHg，伴有糖尿病的高血压患者血压<130/80mmHg。但对老年高血压患者来说，由于血管、心脏、血液黏稠度、神经递质及其他组织器官衰退性变化，使不少患者在接受治疗以后，仍然不能理想控制血压或出现血压的不正常波动，表现为血压持续升高，或突然下降，或一天中超范围的忽高忽低，而自我感觉却不一定明显，这不仅不能保护靶器官，而且极易出现急性脑出血、脑梗死或急性冠脉综合征等突发事件，增加心脑血管病的死亡率和致残率，对此根据个人经验，提出对这类患者要及时进行原因分析及尽快修正更适合个体的药物和非药物疗法。究其常见原因，可归纳为如下几方面。

1. 为心脑血管病急症的先兆或一部分临床表现

如自发性脑出血、大面积脑梗死的早期即可出现血压持续升高或剧烈波动，这是高血压、脑动脉粥样硬化引起脑血管意外及颅内高压、脑水肿的标志。而高血压合并急性冠脉综合征患者可出现血压突然下降，这是心源性休克的征象，以上均应快速诊断，及早做出相应抢救措施，才能降低死亡率和致残率。

2. 气候因素

如入冬以后气候寒冷，冷的感觉可刺激交感神经，使体内儿茶酚胺类物质分泌增加，血管收缩引起血压升高，同时还可导致冠状动脉和脑血管痉挛，血小板聚集，血液黏稠度增高，极易形成血栓而加重心脑血管病。对此每当气候冷热转变之际，降压方案应随之进行适当调整，以稳定患者24小时的动态血压和昼夜节律。

3. 食盐过量

临床上有一种盐敏感性高血压，由于食盐过多（超过6g/日），引起水钠潴留，血容量增加，加重了心脏负担，使血压随之升高。食盐过多还可提高交感神经活性，使血压昼夜节律发生改变——昼夜差值缩小，夜间血压谷变浅，同时使肾脏损害出现更早。

4. 嗜烟酗酒

吸烟可引起血中纤维蛋白原增高，血液黏稠度增高，促进血小板聚集和血管壁损害，使外周阻力增加，并且烟中尼古丁可通过兴奋交感神经引起血压升高。长期酗酒（酒精量男性 >30g，女性 >15g）可直接使外周血管紧张度增高，血管痉挛，并使血中儿茶酚胺浓度升高，导致血压急剧升高。

5. 饮食结构不均衡

如长期大量进食高脂高糖饮食，荤多素少，形成体内热量过剩，大量脂肪堆积，导致肥胖，使心脏负担加重，同时因血液黏稠度增高，外周血管阻力加大，使血压持续升高。

6. 体位与进餐

某些老年高血压患者在由卧位快速变为立位时，可突然出现收缩压下降，产生体位性低血压；也有些患者在餐后 15 分钟至 2 小时左右出现餐后收缩压比餐前的下降 20mmHg，或餐前收缩压是 100mmHg 左右，餐后更低至 90mmHg，产生了餐后低血压，这些多与进食温度过高、进食淀粉类或甜食过多有关，有些是与血管内压力感受器的调节能力下降有关。

7. 情绪因素

过喜、过悲或高度精神紧张均可引起脑的自主神经中枢调节功能减弱，使交感神经肾上腺素系统活动增加，而直接引起反射性血压升高或血压大幅度波动。这对老年单纯收缩期高血压患者来说，由于大动脉粥样硬化后血管扩张性下降，交感神经的过度兴奋使收缩血管的反应更为增加，而出现脉压更大，极易引起心脑血管病意外事件的发生。

8. 剧烈运动

如跑步、登山等剧烈运动可增加心室收缩力与每搏输出量，可直接升高血压。

9. 不合理用药

如有些患者不能长期坚持降压治疗，往往血压一正常就自行停药；有些患者服药时间不是选择在血压高峰前，而是在晚上睡前或进餐后或随意用药，人为造成夜间血压过低或餐后低血压或血压昼夜节律失调，引起心、脑、肾等重要器官缺血缺氧，产生不良后果；有些患者使用的是短效降压药，药物

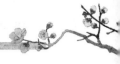

半衰期短，形成药物在血中浓度不一，不能持续稳定的控制血压，并出现血压波动。

10. 药物因素

如激素、甾体类抗炎药、抗抑郁药、抗肿瘤药、避孕药及中药麻黄、附子、人参等均有升血压的副作用。

根据上述原因可以看出，高血压患者出现血压不正常波动与不良生活方式和行为习惯密切相关，要想理想稳定血压，除合理制定降压方案外，要求每一位患者都应按中国居民平衡膳食宝塔，做到低盐、低脂、低糖饮食，控制体重，戒烟戒酒（每日白酒不超过 50ml，或红酒不超过 150ml，或啤酒不超过 500ml），控制情绪，保证睡眠，适度运动，劳逸结合，养成良好的生活习惯并持之以恒。此外对老年患者来说，还要求患者能自我定期测量血压，做好记录，以了解血压波动的具体时间段及血压谷峰值变化，这对协助医生查找血压不正常波动的原因、制定更符合患者个体的降压方案，具有指导性的意义。我认为高血压病的治疗是一项长期复杂的系统工程，要求医患共同参与，密切配合，才能达到目标血压的长期控制和逆转靶器官损害的最终目的。

三、老年急性脑血管病中西医结合诊治中的若干问题

由于老年人在急性脑血管病发病后所表现的多病性和不典型性的临床特点，以及自身各个器官的结构和功能不断发生相应衰退性变化的生理特点，造成疾病与衰老变化相混杂，并且容易出现各种危象，如水电平衡失调、意识障碍、体位性低血压、多脏器功能衰竭等，给诊断与治疗带来一定难度。根据本人多年来的临床体会，就老年急性脑血管病中西医结合诊治中的若干问题谈谈自己的认识。

（一）老年急性脑血管病诊断中的若干要点

1. 从相关疾病或危险因素等病史中协助诊断

从脑血管病的流行病学调查中可知，高血压、糖尿病、房颤、高脂血症、高黏血症、无症状颈动脉狭窄以及吸烟、酗酒等不良生活方式是引起本病最

重要的危险因素，与脑卒中发病有着必然联系。凡有上述基础病变和危险因素的老年患者，一旦发现患者口眼歪斜，一侧肢体力弱或瘫痪，或构音不全，或出现剧烈头痛、呕吐，甚则发生意识不清，二便失禁等神经系统症状时，要高度重视脑卒中发生的可能性，及时进行相关检查，早期确诊，早期治疗，对降低本病的死亡率和致残率有着决定性意义。

2. 发现不典型症状尽早进行相关检查

（1）症状的不典型性

老年人由于脑组织的萎缩，脑回变窄，脑沟变深，脑室扩大，导致颅腔容积与脑容积之间距离间隙增大，使脑的"储备"间隙也增大，加之神经纤维退行性变，传导功能的不断减退，所以发生脑卒中后，颅内高压的症状出现较少或较晚，全脑症状较轻。那些重型脑出血或大面积脑梗死的表现，如突然晕倒、昏迷、喷射性呕吐、双侧病理反射、脑疝等临床典型症状，在老年人中并非全部出现或出现较晚，症状表现极不典型，可仅表现为头疼头晕、少量呕吐、意识清楚或嗜睡或意识朦胧，一旦出现脑疝或其他并发症便很快死亡。所以临床医生千万不能被这些表面现象所蒙蔽，应尽早进行颅脑 CT 或 MRI 检查。

对于一过性脑缺血发作（TIA）的老年患者可见无预兆突然倒地，也无意识丧失，患者还能自己起来，仅在几分钟内感到双下肢无力；也可表现为一过性眩晕、黑蒙或感觉障碍，但特点是一天内或很短时间内反复发作。由于一过性脑缺血发作时间短，极易被患者、家属，甚至医生所忽视而延误诊治。现已证实 TIA 是即将发生完全性卒中（脑梗死）的先兆或警报，一般 TIA 发作后 2 个月内卒中发生率最高，也可以是冠心病、心肌梗死或猝死的先兆或警报，对此类老年患者一定要引起本人、家属及医生的高度重视。

关于卒中后高热。有报道发现，5.3% 脑梗死和 5% 脑出血患者在卒中后 8～10 小时内出现高热，提示早期卒中后高热与卒中的严重程度和不良预后有关，高热可能由严重脑梗死和脑出血引起，病灶的大小和随后的坏死、水肿是重要影响因素，所以临床对脑卒中伴发热患者的诊断思维不应局限于继发性感染这一方面。

（2）症状的多病性

① 伴发心律失常、心肌梗死：由于脑血管病与心血管病的基础病变大部

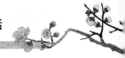

分是动脉粥样硬化，所以脑卒中患者在发病 3 日内有 61% 患者可出现心律失常，在发病 48 小时至 4 周左右可出现心肌梗死。因其临床表现完全被卒中所掩盖，往往缺乏心绞痛症状，甚至在患者清醒后也是如此，或仅有胸闷憋气的自我感觉。对于梗死病灶较小的，心电图也往往缺乏特有的演变过程，所以在进行诊断时应经常考虑两病并存的可能，临床一定要重视全面查体，并动态观察患者的意识状态、眼球运动、肢体活动，定时进行心电图、血压的动态监测以及心肌酶谱、肌钙蛋白等生化检查，以尽早明确是脑心综合征，还是脑卒中继发心肌损害或并存心肌梗死。

② 并存糖尿病：有不少老年脑卒中是在发病后才发现血糖增高，而既往史中无糖尿病史，对此类血糖的升高可能是急性脑卒中后的一种应激反应，也可能是患者原来就有糖尿病，同时又发生了糖尿病的急性并发症——急性脑卒中。此时要进行糖化血红蛋白、胰岛素释放试验、C 肽试验等生化检查，以资鉴别，这对确定是否需要系统降糖治疗至关重要。老年人以 2 型糖尿病多见，临床一般无典型症状，常在体检或发生其他疾病时才发现糖尿病的这一特点，应作为临床医生诊断老年病的一个常规思维过程。

③ 合并感染：老年人由于生理性的组织器官功能衰退性变化，往往免疫功能低下。发生脑卒中后，常因延髓性麻痹而出现吞咽困难，或意识不清、呼吸运动受限而引起吸入性肺炎；因尿潴留而引起泌尿系感染；因偏瘫活动不便而发生皮肤褥疮等，尤其是高龄生活不能自理的老人，所以在收治老年脑血管病患者时，诊断思维不应局限于单一脑血管病的处理，而应很快考虑上述合并症的诊断与防治。

④ 并发抑郁症：本病又称脑卒中后抑郁（PSD），占脑卒中患者的 20%～50%，卒中后半年左右是本病的高峰期。可出现各种精神运动迟滞现象及躯体不适症状，如精神不振、焦虑烦躁，或多思善变、忧郁寡欢、懒散失眠等，严重时可产生虚无妄想或自杀意图，这些在文化程度或社会地位比较高，或极度经济困难的老年人群中更为突出。所以临床医生对此要有高度警惕性，应与老年性痴呆相鉴别，后者在起病之初即出现进行性智力减退，且与情绪改变不相关联，应尽早请精神科医生会诊，明确诊断，尽早配合药物及心理治疗，防止不幸事件的发生。

（二）中西医结合治疗中的若干问题

1. 中医治疗中的辨证与辨病相结合

临床观察发现，老年脑卒中的中医发病规律是：急性期呈风痰瘀阻、痰热瘀阻或痰瘀腑实内结、肝火上炎、阳化风动等一派以"邪实"为主要表现，由此决定了本病发病快而痊愈慢的必然性；至恢复期、后遗症期，由于病情缠绵不愈，"久病入络""久病必虚"，虚证又上升为主要矛盾，更使肝肾不足，气血两虚，而原有的风痰瘀血痹阻脉络，又使病情呈现虚实夹杂的病机转归。其辨证与肝、心、脾、肾有关，年迈体弱，气血亏虚，阴阳失调是发病之本。临床上还发现卒中发病后，辨证属肝火上炎、风阳上扰者以高血压病者多见，常为收缩压、舒张压均升高；而痰热腑实者多见于高脂血症；急性期颅内压增高者也多见于风阳上扰及痰热腑实之证。高血压、动脉硬化及脑卒中后可出现血液黏度增高、血小板聚集增强、自由基释放增加、免疫调节紊乱、炎症介质释放增多、微循环障碍等一系列病理变化，这些病理变化在脑卒中的各个证型中均可出现，但主要见于痰瘀内阻型。

本病的分期论治，一般采用急性期治标为主，以顿挫病势发展；恢复期、后遗症期治本或标本兼顾，重点在于调理脏腑阴阳气血，权衡侧重来进行施治。就缺血性脑卒中来说，在急性期由于瘀血新结，易化易祛，应以活血祛瘀、疏通经脉为主，兼以平肝息风、祛风开窍、涤痰和络、通腑泄浊等法，以尽快清除血瘀证诱因。为促进缺损肢体功能恢复，只要正气不虚，我们主张早期用全蝎、蜈蚣、地龙等虫类药以搜剔络道，并用破瘀散结之穿山甲（现临床已停用，可用替代品）、王不留行、莪术等以通脉散瘀。对恢复期、后遗症期患者，针对瘀血产生原因，以增强体质、通过自我调节推动瘀血流动为目的，强调补虚为主，兼以活血，诸如益气化瘀、温阳化瘀、养血化瘀、补阴化瘀等，切忌一味从瘀论治，使瘀不去而正更伤，致虚虚之变。出血性脑卒中的急性期一般拟清肝泻火、镇肝息风、引血下行，或息风化痰、活血化瘀、开窍醒神，或清热化痰、通腑泄热、开窍醒神；同时配以活血化瘀，促进血肿的吸收。恢复期、后遗症期患者的治疗方法基本同缺血性脑卒中。

2. 早期中西医结合，综合治疗的重要性和用药的特殊性、安全性

鉴于老年脑卒中伴有相关疾病多，合并症与并发症多，疾病涉及的范围

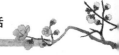

不仅局限于神经系统专科领域，还包括心血管、内分泌、呼吸、泌尿、精神等多学科领域，要求临床医生能掌握尽可能多的全科医学知识，如能进行多学科协作，更可把握疾病矛盾的主要方面，制定合理的治疗方案，有针对性地用药，有机地进行中西医结合综合治疗，这是提高本病治愈率、降低死亡率和致残率的一条重要途径。如针灸疗法的早期介入；中医中药的从整体观念出发，既辨证又辨病，对脑卒中重症患者促进意识恢复、降低颅内高压、改善脑部侧支循环、促进血肿吸收以减少神经功能缺损、改善生活质量均有积极作用。有实验研究报道，醒脑静具有清热、降压、化瘀、开窍作用，能改善脑循环，对自发性高血压脑卒中大鼠的神经系统损害有显著减轻作用；毛冬青的提取物毛冬青甲素具有疏通血管，促进气血运行作用，能改善血管内皮细胞功能，降低血液黏稠度，改善微循环，增加脑血流量，可促进高血压大鼠脑内血肿的吸收，减轻脑水肿，加速脑组织修复；清开灵有降低毛细血管通透性、减轻脑水肿作用，可促进自发性脑出血大鼠出血病灶的吸收修复，并具保护神经细胞作用。

由于老年患者普遍存在的复合性病理改变，以及代谢药物能力减低，药物的半衰期大多延长，使药物副作用的发生率大大增强，所以对老年人的用药必须了解药物的吸收、转运、分布、代谢及排泄过程，药物与药物之间的相互作用。切忌药物剂量过大，或合并用药过多，以避免各种药物交叉作用而影响药效，甚至增加毒性反应和副作用的发生，严重损害肝肾功能或出现药物中毒。

四、老年糖尿病的特点及中西医结合防治

糖尿病是目前全球性威胁人类健康的三大顽疾之一，本病的发病受社会经济、生活方式、地理以及种族特征等影响，更与年龄增长直接相关，成为老年人最常见的疾病之一。对于本病及其并发症的防治，目前世界上尚无非常满意的方法。本文就老年糖尿病的特点，中医药对本病的研究和中西医结合防治等三方面进行阐述，以冀进一步提高对老年糖尿病的防治认识。

（一）老年糖尿病的特点

1. 老年糖尿病概述

老年糖尿病是指 60 岁以后才发现或在 60 岁以前发病延续至老年者（欧美以 65 岁作为老年年龄划分标准）。

根据国际糖尿病联盟（IDF）最新报告，2019 年全球约 4.63 亿糖尿病患者，20~79 岁成人大约是 11 个人中有 1 个为糖尿病患者，预计到 2030 年糖尿病患者可达到 5.784 亿。在我国随着人们生活水平的不断提高，目前是全球糖尿病患者最多的国家，同时也是糖尿病患病率增长最快的国家（次为印度和美国，分别位居第二、第三）。2019 年中国糖尿病患病人数约为 1.16 亿。其中 18 岁以上成年人 2 型糖尿病的患病率为 10.4%，60 岁以上的老年人患病率高达 20% 以上，男性和女性的患病率分别达 10.6% 和 8.8%。

本病的病因除先天遗传因素，增加了糖尿病的易感性外，普遍认为与人体衰老，新陈代谢减慢，胰岛素分泌延迟，代谢葡萄糖能力逐渐下降有关。如过食高脂、低纤、高热量食品，使摄入长期超过支出，促进脂肪堆积，降低了胰岛素的敏感性。而营养的过剩加之老年人的活动过少以及骨骼肌等非脂肪成分减少，骨骼肌摄取葡萄糖能力下降，是构成胰岛素抵抗，引起糖尿病的又一病因。另外，有些老人极易产生心理障碍，当处于不良情绪时，一些拮抗胰岛素的激素，如肾上腺素、胰高血糖素等会大量分泌，引起血糖升高，使潜在的糖尿病发病。以上说明生理性的衰老，新陈代谢的减慢，加之饮食过多，活动过少及一些心理障碍是促使老年人发生糖尿病的常见原因。目前还认为一些微量元素，如铬、铁、维生素 B_{12}、C、D、E 的缺乏也可能构成糖尿病。

2. 老年糖尿病的临床特点

（1）多属于 2 型糖尿病

其中血糖升高以餐后 2 小时比空腹更为明显；且血糖与尿糖可呈不平衡关系（与老年人胰岛素分泌延迟及肾糖阈提高有关）。所以从诊断及治疗的角度，检查餐后 2 小时血糖比空腹血糖更为重要，不能以尿糖的有、无、多、少来作为判断糖代谢控制好坏的标准。

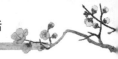

（2）起病隐匿，缺乏典型症状

强调定期体检的重要性。对老年人一旦出现如乏力，体重下降，贫血，视力障碍，感觉异常，顽固性皮肤瘙痒、疮疖、溃疡或组织坏死等症状之一时，应尽早查明原因，早期发现糖尿病。

（3）老年糖尿病与老年常见病并存

临床发现动脉粥样硬化和高血压病患者有 5%～10% 发生糖尿病。推测与供应胰腺的血管发生动脉硬化有关，而在形成糖尿病后的脂质代谢紊乱，更可促进和加重动脉粥样硬化。故老年糖尿病患者常有三高——高血糖、高血脂、高血压的表现。此外有极少数患者可出现一些心理症状，如抑郁、消沉、悲观等，可能与胰岛素缺乏有关，在用小计量胰岛素后，这种精神状态往往可明显改善。

（4）急慢性并发症多

老年糖尿病患者多合并动脉粥样硬化、高血压、冠心病、脑血管意外、周围血管病等血管病变，末梢神经炎等神经病变，以及白内障、视网膜病变（眼底出血为多，甚可导致失明）。终末期糖尿病性肾者极易导致肾衰竭，并可出现各种感染，如呼吸道、泌尿道、胆道及皮肤化脓性感染等。常因感染、急性心肌梗死、脑血管意外、严重呕吐、腹泻后失水而诱发糖尿病高渗性非酮症性昏迷，其死亡率可达 40%～70%。

（5）胰岛素抵抗综合征

肥胖型的老年糖尿病患者常有明显的胰岛素不敏感，即胰岛素抵抗，并伴有 LDL-C↑、TG↑、HDL-C↓、FPG↑ 及血压升高，临床把这一综合征又称为代谢综合征。

（6）老年人的继发性糖尿病

如胰腺肿瘤、嗜铬细胞瘤、淡漠型甲亢等均可引起糖代谢紊乱，临床对可疑患者应及时做有关检查以资鉴别。

（二）中医药防治老年糖尿病的研究

中医中药对糖尿病的认识和防治可追溯到 2 000 多年以前，根据本病多饮、多食、多尿、身体消瘦的临床特征，可归属于中医"消渴"范畴。相当于较重、有明显症状的糖尿病。

　　1. 从宏观辨证，本病大致可归纳为阴虚证、气虚证、阳虚证、热盛证、血瘀证五个证型：

　　（1）阴虚证：可见口干舌燥、五心烦热、头晕目眩、失眠心悸、耳鸣腰酸、尿频量多、大便秘结、舌红少津苔薄、脉细数等。

　　（2）气虚证：可见面色苍白、气短懒言、倦怠乏力、心悸自汗、纳呆便溏、失眠健忘、耳鸣腰酸、舌淡苔薄、脉虚细等。

　　（3）阳虚证：可见形寒肢冷、面白虚浮、心悸气短、纳呆便溏、腰膝酸软、肢体水肿、舌淡胖、苔薄白或水滑、脉沉细等。

　　（4）燥热证：可见心烦畏热、急躁易怒、渴喜冷饮、多食善饥、溲赤便秘、舌红苔黄、脉弦数等。

　　（5）血瘀证：可见面色晦暗、胸中闷痛、肢体麻木或刺痛、入夜尤甚、唇舌发紫、舌有瘀斑或舌下青筋紫黯怒张、脉涩不利等。

　　以上几个证型往往参杂相见，老年糖尿病患者单纯燥热证少见，大多本虚标实，以气阴两虚兼燥热、血瘀证多见。中医常用辨证论治的整体观念进行"审因论治"，可达到标本同治、攻补兼施的目的。

　　2. 目前治疗糖尿病常用的中药有：山药、黄芪、天花粉、玄参、苍术、白术、麦冬、玉竹、何首乌、山茱萸、丹参、葛根、僵蚕、黄连等。有些早期糖尿病可以没有任何症状，或伴有一些气虚或阴虚的表现，对这些患者根据中医"上工治未病"思想，可从辨证辨病角度用上药予以积极治疗。

　　（1）我国学者曾对筛选出的一些降糖中药进行降糖机制研究，结果提示：益气药可促进胰岛素分泌，养阴药能降低胰高血糖素，活血化瘀药能有改善血流动力学的作用，治疗糖尿病血管病变有较好的作用。

　　（2）目前动物实验研究证实，许多中药提取物可通过不同途径，产生了较好的降糖或治疗并发症的作用。如中药提取物小檗碱可增加胰岛素敏感性，减少胰岛素抵抗；水飞蓟宾能抑制醛糖还原酶，并能减轻神经病变症状；大黄酸具有明显抑制系膜细胞葡萄糖转运蛋白的基因表达功能，并能抑制转化生长因子，减少细胞外基层形成，从而减轻肾脏细胞的损害。

　　（3）治疗糖尿病的单方验方很多，如：

　　①南瓜：含大量果胶，能延缓肠道对糖及脂质的吸收；内含微量元素铬，是胰岛细胞所必需的微量元素，可促使胰岛素分泌，降低血糖；南瓜为高纤

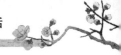

维素食物，可改善糖尿病所致的胃肠运动障碍，还有降低胆固醇、抗动脉硬化作用。

②蜂胶（是植物精华物质与蜜蜂内分泌物的复合化合物）：可抑制葡萄糖苷酸酶活性，延缓糖类物质的吸收而起降糖作用；内含多种维生素、氨基酸和微量元素，能增强免疫功能和改善血液循环。

③蚂蚁：可增强代谢，激发胰岛 β 细胞功能，提高胰岛素活性和抑制胰岛抗体的产生，同时蚂蚁对免疫功能具有双相调节作用，可配合人参、黄芪等中药合用。

以上可以看出，中医药防治老年糖尿病有三大优势：一是作用温和、持久、无耐药性。二是降糖同时还有降压、降脂、降黏、降凝等综合作用，可有效控制并发症的发生发展。三是在治疗疾病同时，还有增强免疫、延缓衰老作用。

（三）中西医结合防治老年糖尿病

1. 中西医结合观点

在糖尿病的药物治疗上，中西药各有长短：西药降糖作用迅速、可靠，有明确的作用环节及可操作性，尤其是胰岛素，在其他药物无效的情况下，是治疗本病的唯一选择。但各类降糖西药均有一定的副作用和耐药性。中药降糖作用缓慢，有些降糖机制不明，但中药作用范围较广。临床对一些顽固性及伴有慢性并发症的老年糖尿病患者，中西医结合确实表现了明显的互补性。我们认为中西医结合的观点是：既要根据现代医学对糖尿病研究的新进展，有机地结合中医中药进行研究，更要针对老年糖尿病的特点，在并发症或老年糖尿病并存其他老年常见病（如高血压、冠心病、高脂血症、脑血管意外等），或治病与抗衰老方面，进行从临床到基础的系统研究，寻求更好的中西医结合防治老年糖尿病的切入点，为进一步提高本病的防治水平做出贡献。

2. 强调非药物疗法，是中西医的共识。

（1）饮食疗法：是老年肥胖或超重又无症状的糖尿病的基本治疗方法，对用降糖药物治疗的老年患者同样重要。

具体操作是：根据体重、活动量来确定每日应摄入的总热量（一般老年人每 1kg 体重日需热量约 30～35kcal），在总热量决定的前提下，目前主张碳水化合物约占 60%、蛋白质约占 15%、脂肪约占 25%（其中饱和脂肪酸应低于 10%）。有条件者可配备"食谱计算尺"，自行计算不同食物应该用的剂量。

我们一般粗估方法为：主食 200～250g 左右，粗细粮搭配（最好为 1：1），少食多餐（可以一日吃 5 餐），肉食约 150g，蔬菜约 500g 左右。五谷杂粮及蔬菜中所含高纤维素有益增进胰岛素敏感性，降低胰岛素抵抗和高胰岛素血症。对病情已控制者，可在两餐之间或空腹时吃少量含糖量低的水果（如西瓜、草莓、菠萝、枇杷、苦柚等），并相应减少下一餐主食量。

（2）运动疗法：老年糖尿病患者进行力所能及的运动可促进肌糖原的消耗和肌肉对葡萄糖的摄取和利用，可减少脂肪储存，降低胰岛素抵抗，运动还可改善全身健康状况，增强抵抗力，可预防或推迟糖尿病并发症及相关疾病的发生、发展。我国古代医家早已认识运动在防治糖尿病中的重要性。如主张"先行一百二十步，多者千步，然后食之（巢元方）"；"人欲小劳，但莫久劳疲极也……食毕即须行步，令稍畅而坐卧（唐玉焘）"。目前常用运动方式有：散步、广播操、太极拳、八段锦、五禽戏等，每次可运动半小时至 1 小时，宜力能所及，长期坚持，循序渐进。

（3）心理疗法及健康教育：人至老年，由于社会地位、人际关系的变迁，加之慢性疾病的折磨，难免产生消极悲观情绪，容易出现各种心理障碍，这不仅需要呼吁全社会来尊重和关爱老年人，更希望亲朋好友及医务工作者能及时做好心理疏导；而老年患者应对自身疾病有个正确认识，要明白糖尿病虽不能治愈，但是是可治之病，重点是要定期做好血糖监测及自己具体的饮食、运动管理，患者仍可带病延年，达到长寿，以此明确自己生活的目标和意义，保持乐观豁达的心态，这对维持血糖正常和体内内环境的稳定，防治其他疾病的发生十分重要。

我国古代医学家孙思邈曾说"凡医治病……须使有病者知之为要"，并认为有病者应"家家自学，人人自晓"。意味着患者及其亲属都应普及糖尿病防治基本知识，充分发挥患者和亲属的主观能动性，这不仅对尽早发现糖尿病，尽早积极治疗有好处，对已发生糖尿病的老年患者在提高临床疗效，防治并发症和改善生活质量等方面更有十分重要意义。

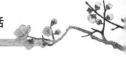

以下是糖尿病治疗的五驾马车示意图（图1），包括饮食、运动、药物、血糖监测、健康教育五方面。

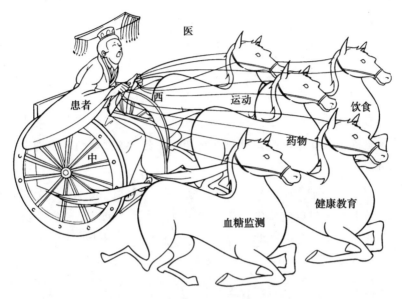

图1　糖尿病治疗的五驾马车示意图

五、正确看待老年病

这些年我对年逾花甲老人的情况进行了分析，发现真正无病者可谓凤毛麟角，亚健康者也是屈指可数，绝大部分老年人表现为疾病与衰老共存，且随着年龄的不断增长，在发生某些重大疾病时，由于老年人的敏感性低，早期症状又不典型，容易与原来的疾病混淆在一起，不易及时发现，尽快做出诊治。另外多病缠身的老年人，很难唤醒本人及家属的警觉，所以在得知疾病发展或出现新的病况时，难免发生病急乱投医的现象。有时道听途说，盲目就医，结果延误了某些急性病的最佳治疗时间窗；有时则过度医疗，只要听说某位医生或某种药物能根治某病，就不惜一切代价照办，整天大把吃药，结果造成胃肠负担过重，胃黏膜受伤而引发消化道疾病（溃疡或出血），或肝、肾功能受损，又增添了新的疾病。诸如此类，举不胜举。本文就临床所见，把一些带共性的现象作一简要概括。

（一）分不清主次，盲从治疗

举例1：老年男性，患者经常头晕、口渴（每日进两暖壶水仍不解渴）、嗜睡、乏力10余年，从未正规就医，仅靠单位每年健康体检无重大疾病发现而"心安理得"。症状加重时听朋友介绍自服外购药物，有时症状似乎减轻。一次来医院就诊后查糖化血红蛋白（HbA1c）7.2%，血压152/96mmHg，继查头颅CT、肝肾功能、血脂、血流变等均不正常，临床诊断为高血压病3级、代谢综合征、多发性脑梗死、慢性肾功能不全。试想如果患者能早几年来医院做针对性检查就不至于延误诊断并出现上述诸多器官的严重损害。

举例2：老年前期男性患者，原有冠心病、慢性房颤，一次受凉后出现低热、全身无力，自以为感冒，要求我尽快开些抗生素和退烧药，说是要赶回单位上班，我发现他脸色苍白发紫，反复劝说后同意查血，血常规结果为白细胞总数$1.90×10^9$/L，随即收住入院检查，经骨髓穿刺等检查最后确诊为急性粒细胞缺乏症，约半月医治无效死亡。

举例3：老年女性，长期患高血压病、混合性高脂血症，经我们正规治疗，血压、血脂均控制达标，感觉良好。为节省医疗费，听信醋泡花生能治疗本病，遂停用一切药物。3个月后来院复查，血压、血脂均不正常，经重新制订治疗方案后，病情又慢慢得到控制。后又听说用外治、气功，不服药可根治本病，决定再次停药，结果在一次情绪激动后突发脑出血，经我们抢救虽性命保住了，但遗留下了失语、右侧肢体偏瘫等后遗症。

按：老年病特点简单概括就是不典型性、多病性和多变性，需要临床医师知识广博、责任心强，善于从大量症状、体征及理化检查中敏锐发现问题，查找因果关系，抓主要矛盾，所谓"治病必求其本"，说明任何治疗都应建立在明确诊断的基础上，切忌头痛治头、脚痛医脚。另外，老年人还有不同于年轻人的用药特点和安全问题，由于不少疾病的治疗是长期的，有些甚至是终身的，希望患者听从医嘱，合理治疗，定期复查。既然是长期"任务"，自己应多了解一些医学科普知识，培养一定的鉴别能力，才能"久病成良医"，也能对自己生命负责。

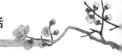

（二）唯化验单论，追求"完美"

举例 1：老年男性，患糖尿病、高血压病多年，遵医嘱长期进行降糖、降压治疗，定期做相关检测，以为只要不超过正常值，或指标越低就意味着治疗效果越好。后家属发现患者日渐消瘦，自我感觉起床即头晕，伴食欲不振、全身无力，体重减轻了 10kg，遂引起重视。又以为是得了脑血管意外或是恶性肿瘤，立即住院检查，但各种理化检查无阳性发现，诊断不明。带着"消瘦""头晕"原因待查，患者及家属到处就医，从各种渠道（电视、电台、报纸及朋友介绍等）寻求灵丹妙药，不惜以身相试仍无效果。患者知道降糖、降压药物要终身服用，从不敢怠慢治疗。一次来院门诊，我们仔细查看了所有临床资料，在排除恶性肿瘤和一些消耗性疾病基础上，首先让患者明白一切检查数据该如何理解，患者实际年龄段的血糖、血压该如何控制，分析患者的消瘦、头晕的原因可能与用药不当有关，重新调整治疗方案，并具体指导如何用药、如何定期复查。现患者血糖、血压控制良好，体重已恢复正常，我们随访 3 年病情一直稳定。

举例 2：老年女性，有原发性高胆固醇血症及慢性肾功能不全多年，无高血压及糖尿病病史，用他汀类药物及中药治疗，肾功能已恢复正常，但胆固醇未降至正常。患者追求血脂一定要降至正常参考范围之内，而不断加大他汀药剂量，直至出现肝损害后又焦虑不安，不知所措。来诊后我们给她分析了原因，让她了解药物的利弊得失，建议患者减少高胆固醇饮食的摄入，并用中西医结合方法逐步减少他汀类药物的剂量（即加中药辨证论治）。另外与患者沟通，只要无明确高危心血管病及其家族史者，对于年逾古稀老人即使胆固醇比正常参考值略高一点，并不是构成心血管急性事件或其他危象的一个先决条件。经过 2 个月的治疗，患者复查肝功能已恢复正常，胆固醇已接近正常，目前用原服中药加工成丸剂加最低剂量他汀药维持治疗。

按：老年人各组织器官功能逐渐衰退，代谢能力下降，患病后一些生化指标是很难全部达标的。临床诊断和治疗疾病不是以实验室检查为唯一依据，所以现在已有不少老年病的防治指南出台，借以有别于一般成人的疾病防治指南。对此老年患者应多与经治医生沟通，对自己所用药物应该把说明书看懂，不能盲目为了化验指标达标而顾此失彼，只有这样，治疗用药才能起到应有的良好作用。

（三）疑病心重，举步维艰

举例 1：老年女性，长期焦虑、抑郁，又有甲状腺功能减退等慢性疾病，自觉上半身发热、出汗，而下肢冷、抽搐伴焦躁、失眠、食欲不振、大便秘结。多次甲状腺功能检查支持甲状腺功能减退诊断，但患者认为自己是"甲亢"，不愿服治疗甲状腺功能减退的药物，并多处就医。一次从某电视台健康养生节目专家主讲的内容中，感觉专家所言完全涵盖了她的一切不适，认定自己就是甲亢，要求医生按主讲专家所说的方法治疗，但又举棋不定。

这是一例精神障碍伴甲状腺功能减退患者，除内分泌治疗外，更重要的是心理疏导和正面引导。医生看病绝不是凭借患者主诉或症状就可进行诊断及治疗，让患者了解自己得的是什么病？这是每个医生应尽的责任，而不是评价某种治疗的对与否。此类患者可能有心理或性格上的某种"缺陷"，对该类患者的治疗是曲折且"任重而道远"的。

举例 2：老年男性，体检发现双颈动脉粥样硬化伴小斑块形成，无血管狭窄；血生化检查总胆固醇稍高出正常参考范围，其余无异常；血压正常；心电图正常。但患者总感胸闷、心悸，曾经为此于急诊就诊，查头颅 CT、心肌酶谱等都未发现问题。因为患者认为颈动脉已粥样硬化，肯定心、脑有问题，高度怀疑自己有脑血管病和冠心病。医生建议做冠脉造影等检查，但患者又担心会发生意外，为此辗转不安。一次从报上看到有治疗心脑血管病的特效药，且已经国家权威机构认证，特来院咨询，要求做详细剖析，推断疗效真伪。

这是一例心因性偏执症，对自己身体过于关注，但对医学知识又知之甚少，非单纯药物治疗可愈。

按：我国人口已进入老龄化阶段，一般而言，城市老年人物质生活比较优越，衣食无忧，都希望自己能健康长寿。但老年人的精神生活比较匮乏，由于子女工作压力大，家庭负担又重，对老人的热情关怀等精神抚慰可能比较欠缺。一部分老年人退休后无所事事，兴趣和爱好较少，更无新的目标和追求，难免对自己身体"用心"过多，加之看到周围一些朋友或熟人相继故去，更易触景生情。所以作为医者，对老年人的诊治应关注心理方面的问题，而老年人自身也应有一个正确乐观的人生观，既要重视身体，又不能疑病而

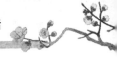

终日顾虑重重。

（四）客观认识疾病，医患紧密结合

举例 1： 老年男性，因高血压、冠心病曾于 1992 年住院诊治。出院诊断：高血压心脏病，左心室肥厚，慢性心功能不全。出院后按时服药，定期来院复查并携带我们给患者设计的动态血压监测表格，发现患者从 5 月份起血压开始低于目标值，至 10 月底又见高于目标值，自诉偶见头晕，别无不适。掌握这一规律并分析原因后，我们指导患者根据监测表的变化，学会在什么情况下该如何调整用药（包括剂量），什么情况下又必须来院就诊。在 20 年的随访中，曾有一次在打麻将时因情绪激动及一次快速遛狗后出现心慌，血压也急剧升高，经来院排除急性心脑血管意外，并适当调整了治疗方案，告诫患者不能情绪太激动及做超负荷体力运动，此后病情一直比较平稳，也未再出现其他重要器官损害。

举例 2： 老年女性，患支气管扩张数十年，无分冬夏，每日晨起必咳嗽，咳吐大量脓痰。常年选用各种广谱抗生素及化痰药，病情时好时坏，只要轻微受凉即发热，咳嗽、咳痰加剧，时有咯血，甚则喘促不能平卧。曾做肺功能检查测定为阻塞性通气功能障碍，胸部 CT 诊断为双侧支气管扩张合并感染、肺气肿、右下胸膜肥厚。由于对多种抗生素耐药，转而就诊于中医。根据中医对本病"发时治标，平时治本"的治疗原则，我们给患者制订了两套治疗方案，并嘱患者：①每日计算痰量并观察痰液颜色及浓度。②注意饮食宜忌。③指导生活调摄。前后服汤剂 1 年余，至 2010 年起晨起咳嗽、咳痰已明显减少，有时浓痰几乎没有。偶然不慎风寒出现上呼吸道感染，经及时治疗很快痊愈。患者除遵医嘱定期来院复查，还携带有详细文字记录。另外每日按摩迎香、足三里等穴，注重自我保健，每年冬至开始服用冬虫夏草、海马等我们配制的膏方，至九九八十一日结束。如此治疗，近两年患者面色红润，身体状况明显好转。

按： 按照目前世界医学水平，无论是发达国家还是发展中国家，有很多种疾病至今病因不明，尚缺少根治方法。而老年病不少是年轻时迁延而来，加之年老脏器功能衰退，对一些病的根治更是一个难题，所以不少老年病的治疗必然是缓慢的，长久的。因此，老年病患者要改变观念、树立信心，学会与疾病为伴、与医生为友，是可以慢慢控制疾病的发展的，患者同样可以享受高品质、快乐的生活。对医生来说，医学是一门高难度、高风险的经验学科，需要不断充电，更新知识，不断提高医术水平。正像美国特鲁多医生的墓志铭所言："有时，去治愈；常常，去帮助；总是，去安慰。"这是对医生工作的精辟概括，也是我们临床中天天尽心做的工作。医生及患者，一定要客观认识疾病，相信科学，人类才能进步！

六、从血压波动说起

临床上经常见到一些高血压患者因血压骤然升高或降低而不断奔波于急诊或门诊。不少患者因感到头晕、心悸，或半夜因失眠、心烦，测量血压发现血压有变化；还有相当一部分老年患者仅感后脑发紧或脸面发热，不经意测量血压发现收缩压达到 200mmHg 或舒张压达到 100mmHg 以上。诸如此类血压的反复波动令患者感到不安，甚至恐惧惊慌，而情绪的焦躁使血压更难以得到控制……

高血压是一种生活习惯病，需要个体化治疗才能取得满意疗效，有鉴于此，要求医患之间要经常沟通，这样患者在医生的指导下选择治疗方案，掌握自己血压的变化规律，逐步学会如何变通用药来稳定血压。根据我从医50 余年的一些体会，提出一些解决问题的观点和方法，希望高血压患者能合理降压，减少因高血压病而引起的各种急、慢性并发症的发生，以提高患者的生活质量。

（一）强调降压个体化

1. 明确降压目标值并合理选择药物

首诊或血压控制不理想的患者一定要请医生告知"我的血压"应降到什么水平（即目标值）才是合理的，而医生也会根据您的血压水平、谷峰值变化、危险分层及相关疾病（如同时伴有糖尿病、肾病等）来选择相匹配的药物并决定具体的用药方法和用药剂量，也会详细给予一一介绍，切忌自行选择降压药物或擅自在血压高时用药、血压正常时停药。要知道降压治疗是一个长期任务，从循证医学的角度，降压的目的不仅是控制血压达到一定目标值，

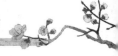

更重要的是在于减少心、脑、肾等靶器官的损害，并防止各种心血管事件的发生。所以无论选用哪种中西药物，我们应尽可能多地通过向医生、药师咨询，或看说明书等方法来了解一些药物的吸收、转运、分布、代谢及排泄过程，以及药物与药物之间的相互作用，切忌自己决定药物剂量或合并用药过多。特别是一些中成药中往往就含有某种西药，或是某些中药含有毒性成分，或并不适合您的体质，必须仔细了解中成药内药物组成，不能单看其功能与主治而盲目服药，以免多种药物交叉作用而影响药效，甚至增加毒性反应和副作用的发生，严重损害肝、肾功能，或出现药物中毒。有报道，80岁以上老年人用药后出现不良反应的概率约是50岁以下成年人的3倍，女性比男性更易发生药物不良反应。

2. 建立血压档案

患者应认真记录每天血压，对血压不稳定者，还应列表记录上午、下午和睡前血压。长时间记录下来的血压值，就是您的血压档案。以此了解您一天之内血压的谷峰变化，以及四季血压的变化情况，还可知道用药后血压下降的情况是否达标。当发现血压波动时，您的这些记录即血压档案就是医生用来调整治疗方案最好的原始依据，同时也是让您逐步学会如何调整用药的最便捷方法。此外，合理的降压治疗，也是评价患者靶器官损害能否逆转的唯一先决条件。所谓久病成良医，就是把命运掌握在自己手中，您就是自己最好的医生。

（二）引起血压波动的原因

分析引起血压波动的原因，大致可以概括为以下几点：

1. 气候变化

对气候变化敏感及动脉硬化较严重的患者，其血压常常在炎热的夏季低于其他季节，而严冬比一般人更早出现血压升高。

2. 饮食结构

如食盐太多，尤其爱吃咸菜、咸鱼、咸肉者，对盐敏感性高的患者极易引起血压增高。而大量高蛋白摄入，无论是动物蛋白还是植物蛋白，经常过多食用，也同样可引起血压增高。过量饮酒是高血压病的一个独立危险因素，每日摄入的酒精量超过50g者，其血压波动可明显加重。此外，如进食过多甜食或淀粉食物，或进餐温度太高，往往可在餐后 15 分钟至 2 小时内发生低血压，尤其对高龄老人更要防止餐后低血压的发生。

3. 精神、心理因素

如长期工作压力大、精神高度紧张，或应激刺激，均可导致血压升高。

4. 长期失眠

一旦失眠加重，甚或彻夜不眠者由于神经功能极不稳定，翌日或半夜血压肯定会出现波动。

5. 人格特性

如有些患者，处处追求完美，情绪极易紧张，往往可同时伴有心动过速、血压升高等。

6. 药物因素

如长期口服避孕药或激素，可引起血压升高，而某些抗痴呆药物如盐酸多奈哌齐片（安理申）、尼麦角林可使血压降低。

7. 某些危重急症症状之一

如高血压危象、急性心肌梗死、急性冠脉综合征、急性脑血管病等，最早发现的征兆就是血压升高和波动。所以，当发现血压波动时必须观察其动态变化。

8. 某些基础病变控制不力

如糖尿病，当血糖控制不理想时，血压也易出现波动。合并有睡眠呼吸暂停综合征的高血压患者，当呼吸暂停时间过长或次数过多时，往往夜间血压波动较为明显。

（三）解决血压波动的对策

1. 观察血压变化及伴随的症状

当血压超过目标值，如收缩压大于 150mmHg 或舒张压大于 90mmHg，此时患者无任何不适症状可全身放松休息半小时左右再测量一下，血压若能下降或恢复到目标值范围，就不必采取措施；如血压呈不断上升趋势，当收缩压超过 180mmHg 或舒张压超过 100mmHg 时，应及时就医，通过分析原因，并借助心电图、CT、血生化等检查手段，以尽早发现高血压危象、脑出血、大面积脑梗死、急性心肌梗死、急性冠脉综合征等

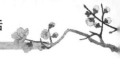

危急重症。

2. 采取中西医结合的治疗思路

中西医理论体系不同，在诊疗实践中，两种医术各自针对的对象不同。西医针对的是身体内的疾病，中医针对的是患病的整个身体。西医是一种以疾病为对象的医学；中医则是以人为对象的医学，认为人是心、神、境三者合一的一个整体，疾病的发生、转归、预后与人的心性、神气、外部境况密切相关，并且重视人体内气血、脏腑、阴阳的平衡，强调心理、整体、环境的调整，所以对高血压病的发病机制及治疗理念可以存在不少差异。西医注重血压指标及危险分层，可有效、迅速地控制升高的血压，可操作性强，但保护靶器官、逆转靶器官损害是一个漫长过程；而中医可有效改善症状，并对稳定血压、逆转靶器官损害、治疗与高血压相关的疾病等发挥多功能作用。对此，针对前述高血压患者的血压波动原因，我认为中西医发挥各自优势，有机结合，是提高临床疗效的一个不错的途径。

（四）高血压患者在认识上的两个误区

误区 1：血压 24 小时是恒定不变的

答案肯定是不可能的。因为人是生活在自然界的高等动物，自古天人合一，春有百花秋有月，夏有凉风冬有雪，四时气候与人的体温、血压都会有一定变化，就像一天当中气温有最低值和最高值一样，人的血压在一天 24 小时内是可以在正常范围内波动的。但健康成人的血压不能超过 140/90mmHg，伴有糖尿病或肾病患者的血压应在 130/80mmHg 以下，老年人收缩压应在 150mmHg 以下。

误区 2：白大衣高血压就是高血压

白大衣高血压是指在医生为患者测量血压时，患者出现一过性血压升高且达到高血压诊断标准，而在家里自己测量血压或经 24 小时动态血压监测血压均为正常，称为白大衣现象或白大衣高血压。这种现象不是患者血压的真实反映，所以在诊治高血压过程中，首先要排除白大衣高血压。同时，在评价血压控制是否理想时，我们推荐以家庭自测血压为主要依据，即请患者就医时要随身携带自己的血压档案，以便进行评估。对于白大衣高血压患者，应做相关理化检查，了解有无重要脏器病变，如一切正常，不能刻意降压，以免引起重要脏器的缺血性损害。

（五）血压波动验案介绍

有一对老年夫妇，丈夫有原发性高血压、高脂血症，妻子有冠心病、粒细胞减少症，没有高血压病史。多年来夫妇俩非常重视养生，也特别关注身体的细微变化，故病情一直比较稳定。

一年前的一天，妻子半夜突然感到头晕、心悸、胸闷，自测血压收缩压在 170mmHg 以上，舒张压正常，立即去医院急诊，经心电图、"心梗三项"、头颅 CT 等检查，排除心肌梗死、急性脑血管病，给予对症处理后病情稳定，但不到 1 个月同样情况又多次出现。后来我院门诊，通过中医辨证，我用宁心柔肝法调治近半年未见类似情况发生。

近 2 个月来无任何诱因，丈夫发现于半夜醒来时感觉心悸、烦躁不安，自测血压持续超过 170/100mmHg，经急诊诊治，排除急性心脑血管病等急性事件，予对症治疗后病情稳定。因血压时有波动，后又来我科门诊予适当调整原来降压方案，并内服中药以平肝潜阳、滋肾育阴，此后未见类似发作，血压也趋于达标和稳定。

分析这对夫妇均于夜间出现血压骤然升高，可能与其人格特性及自主神经功能不稳定有关。对这类患者配合中医药治疗，可取得良好的疗效。

七、从三则病例解读治疗依从性的重要性

在我们日常工作中经常会遇到一些"久病成医"的患者，他们虽然有病会及时就医，但总是自作主张不配合医师的医嘱进行治疗，随意加减药物、停用药物。虽然药也吃了，但病情就是不见好转，有的甚至产生了副作用。对于这些依从性不佳的患者，无论什么病，治疗起来都非常困难。为此，下面列举 3 个典型病例，从中可以看出依从性对治疗疾病的重要意义。

（一）病案举例

案例 1：抑郁症。

邓某，女，53 岁，2010 年 5 月初诊。

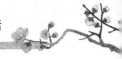

患者从 30 多岁开始出现失眠，遇事可彻夜不寐，长期服用多种安眠药，包括司可巴比妥钠（速可眠）、三唑仑（海洛神）、艾司唑仑、氯硝西泮、佐匹克隆、米氮平等（当时由医生开具或自购）。在情绪稳定时可睡眠四五个小时，彻夜不寐时自己就不断叠加各类安眠药，意在催眠，但效果不显。自 1999 年开始因家事病情加重，甚则出现幻觉，惊恐，惶惶不可终日，情绪抑郁又焦躁。遂自购各种认为有效的药物，包括安眠药，且不断更换、升级使用。2005 年开始出现安静状态下血压突然升至 180～200/90～120mmHg，感觉头晕不支、欲吐、双下肢无力。由家人送医院急诊，经头颅 CT 排除脑出血，静脉滴注降压药，血压逐渐降至正常。但数天后，又突发血压升高，再赴医院急诊降压处理。此阶段患者情绪极度低落，面色憔悴，辗转于上海几家三甲医院，排除嗜铬细胞瘤、原发性醛固酮增多症等继发性高血压，确诊为抑郁症所致，开始用氟西汀等药物抗抑郁治疗。经过 3 个月的治疗，血压虽平稳了，但其他症状改善不明显。于是又奔走于各大医院，自用各种保健品及各种中西药物，病情时好时坏，且出现发胖和全身乏力等。患者干脆停服医院开的抗抑郁药，此后血压又出现较大的波动，其余症状有增无减。2010 年 5 月来我院就诊时，我们反复强调抑郁症是一种心身障碍引起的慢病，绝不是单纯吃药就能速愈的疾病，尤其不能随意更改治疗方案，还要配合心理疏导，医患配合才能解决问题。患者总算接受了劝告，更换艾斯西酞普兰、帕罗西汀抗抑郁，以及疏肝解郁中药治疗，症状有所减轻。后因惧怕药物引起肥胖等副作用的发生又自作主张减或停用上述抗抑郁药，再次出现血压波动。至此，我帮患者总结了病情多次反复的原因，使其渐渐明白了遵从医嘱的重要性。从 2015 年开始，邓某自觉配合医生，服从治疗，2016 年下半年起，先是睡眠明显改善，每日能安眠 6 小时以上，心情也逐步开朗，又开始跳广场舞并新增一些其他爱好，精神面貌焕然一新。随访至 2019 年 6 月，患者病情一直稳定，摆脱了抑郁阴影。

案例 2：原发性高血压病、脑梗死、颈椎病、失眠。

唐某，女，79 岁，2016 年 10 月初诊。

患者罹高血压病数十年，开始时收缩压 150～170mmHg，舒张压正常或偏低，脉压在 80～90mmHg 之间。2010～2015 年曾多次出现脑梗死，伴脑萎缩、脑白质病。自感头晕行走不便，头顶部阵发疼痛，畏热烦躁，手足麻木，记忆力严重下降，失眠（尤其晚上小便后再难入眠），大便干结。2016 年 10 月来我院就诊后，调整降压药，并用中药滋补肝肾、重镇安神。经过约 1 个月的治疗，血压控制理想（120～140/60～70mmHg），但头晕不减，平卧或坐着不动时不晕，只要变动体位尤其开始行走时症状加重，所以患者认为服汤药无效，不想再服中药。我们给她分析并说明其头晕不仅是因为血压高的原因，还有慢性脑供血不足、颈椎病等多种因素均可引起，治疗要循序渐进才能生效，患者勉强接受而继续服调理气血的中药治疗，大约 2 个月过后头晕失眠得到改善，此时增强了治疗的信心，主动要求继续服用中药。至 2017 年 6 月，头晕告愈，已无头痛，睡眠安宁，肢麻轻微，生活质量有了显著的提高。

案例 3：原发性高血压、睡眠呼吸暂停综合征、前列腺增生症、右下肺肺癌。

谢某，男，64 岁，2002 年 4 月初诊。

患者从 2002 年 4 月开始因高血压病进行中西医结合治疗，血压基本控制达标，在 2002 年至 2014 年的 12 年中，曾数次出现血压波动，血压最高时超过 170/90mmHg。患者渐进性使用三类降压药并最大剂量联合用药，再加上中药辨证诊治，近 2 年血压一直比较稳定。对这位患者的诊断是难治性高血压。患者血压长时间波动，可能与老年、性格易于波动及睡眠呼吸暂停综合征（通过物理治疗来改善睡眠呼吸暂停）有关。

这位患者在治疗疾病的过程中，最大的特点是绝对遵医嘱服药（包括非药物疗法），依从性很好，所以尽管高血压发病时间长且难治，但从未发生严重心、脑、肾等靶器官损害病变。在这 12 年中曾出现血 PSA/fPSA（前列腺癌特异抗原）不断升高及多次急性尿潴留，在友谊医院经前列腺穿刺后排除前列腺癌，一直服用中药，不到 1 年复查上述指标完全恢复正常，之后再未出现尿潴留。2014 年 6 月外院健康体检后，患者带着所有检查资料（包括 CT 片）来我院门诊时，我发现其胸部 CT 显示右下肺有可疑肺癌病灶（体检报告未提示），当时患者没有任何肺内或肺外症状，遂请胸外科医生会诊后确诊为早期肺癌，当即手术切除病灶。因是早期肺癌未行放、化疗治疗。此后我考虑为了预防肿瘤复发、转移，患者必须增强体质、提高免疫力，所以从 2014 年开始一直服用中药，并定期在胸外科复查，病情稳定已超过 5

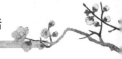

年，还在继续治疗及观察中。患者已80岁高龄，10多年来积极配合医生，虽后又不断出现新的疾病，均因治疗及时，都取得了理想的结果。

（二）医患配合的启发

通过上述三则病案不难看出，三位都是老年、多病、慢病患者，都有过曲折复杂的就医经历。其中有医患配合密切的，在医者和病者的共同努力下，使疾病趋于平稳或好转，也大大提高了生活质量；而依从性差的患者，其治疗效果则大不相同。我们从中可以得到不少启发和教训。

作为老年患者，找医生看病是为了解除身体不适或病痛，要达到这个目的，患者要对自己的"病"有个大概的了解，更要放心地让医生看您的病，要相信绝大多数医生是敬业的、有责任心的。所以患者要积极配合，只有在医患共同努力下，才能找到解除病痛的钥匙。而且在就医的过程中，医生和患者必须"各司其职"，才能达到共同的目的。那么，患者和医生该如何做呢？

（三）患者需要做到的事

1. 做一个明白人

老年病都是病与衰老相伴而行，相互影响，不断发展。不少患者是从年轻时延续下来的不良生活习惯病，也有一些是与基因遗传相关，所以要想速愈、彻底摆脱病魔是很难做到的。这样，老年患者到医院找医生看病就不仅仅是开药那么"简单"，应该让医生根据病情做相应的详细检查，才能知道哪些是器质性的病变，哪些是功能性病变，哪些又是因为年龄大了而出现的老化改变，只有在明确诊断的前提下，医生才能告诉您当前应该解决的主要问题是什么，应该如何系统地治疗，患者又该注意些什么、如何配合医师才能取得预期疗效，这才是最关键的。只有这样，才不至于去了不少医院去了不少科室，都不知道自己得的是什么病、吃的是什么药、治疗用药的目的是什么，只是糊里糊涂地盲目治疗，感觉不好就再换一家医院，换一个医生接着看……

2. 知道精神情绪对慢性病的影响

老年人身患多病，且多为慢性病，对身心造成的痛苦和不安是难以避免的。随着年龄的不断增长，有些人的病越看越多，痛苦越来越大，医疗费用支出越来越多,极易引起情绪的抑郁或焦虑不安,很难做到"既来之,则安之"。这是因为老年人对所患疾病还不太了解,对死亡感到恐惧,对医疗费透支造成家庭经济困难等因素,导致的一种不良情绪反应。这种不良情绪的持续刺激,对任何疾病的康复不仅于事无补,而且还会节外生枝、病上加病,加速疾病的发展。其实,我们都明白不少病是随着年龄的增长而导致器官损害越来越多或越来越重,所以早发现总比晚发现要好,治疗及时的话仍可带病延年。当患者认为治疗效果不佳时,应从自身的生活习惯、人际关系、环境变迁及配合医生合理治疗等多方面查找原因,特别是自己在疾病治疗的依从性方面,如是不是按医嘱服药及定期复查等,或许能帮您排忧解难。在心理调适方面,中医经典《黄帝内经》曰:"百病生于气也,怒则气上,喜则气缓,悲则气消……惊则气乱,劳则气耗……"说明七情内伤在人的发病及预后中有着重大影响。现代医学也发现,癌症、动脉硬化、高血压、消化性溃疡、月经不调等65%～90%的疾病,与心理长期压抑有关,因此这类疾病又被称为心身性疾病。俄国著名心理学家巴甫洛夫说:"快乐是养生的唯一秘诀。"快乐与健康是天然相连的,既然我们已进入老年,身体又有那么多慢病,更要乐观地面对一切,才有助于防病与治病,有助于带病延年益寿。

3. 最好的医生是自己

人到了老年应该多掌握一些医学科普知识,特别是与自己疾病相关领域的知识,多学一些医生教的治病诀窍,如高血压患者应知道天冷和天热、活动或情绪不稳定时,血压是会波动的,但都有一定的阈值。患者该如何监测自己的血压变化,如何调整用药,都是有规律可循的,甚至在医生的指导下自己调整药物剂量或增减药物种类,达到血压稳定的目的。再如有多种基础病的老人,一旦感冒、咳嗽或腹泻,千万不能掉以轻心,不能像年轻人那样在家里扛着,必须及时去医院就诊,谨防因"小病不治"而引发多脏器功能衰竭而遗憾终身、追悔莫及。

4. 直面死亡

生老病死,自然规律,人人平等,每个人都要有思想准备。有一种活法叫向死而生,指的是当知道自己身患多种疾病甚至绝症时,不要气馁要想透看破、乐观面对,这是一种高境界的人生大智慧。每个人都有道别人生的那

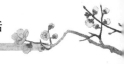

一天，但这并不意味着绝望，配合医生顽强抗争兴许会有奇迹发生，一定要珍惜我们活着的每一天。

（四）医生需要做的事

患者就医要配合医生，作为医生也应当为患者着想。当患者找你看病，把所有的痛苦和隐私都告诉了你，也把其身体全部交付给了你，我认为这是患者对你最大的信任和托付，同时自己也深感责任重大。因为你面对的是一个有病的人，而人命是关天的，所以有人曾比喻医生是仅次于神的一种圣人，圣人所从事的职业是神圣的。面对医生这一光荣而有强烈使命感的称号，我们要站在患者的角度多方考虑，既要为患者尽快明确诊断和拟订治疗方案，又要尽量减少患者的身心痛苦和经济负担。随着现代医学（包括中西医结合医学）的不断发展，全世界大多数地区老年人的寿命都延长了，但与此同时，新的现代病及老人长寿后带来的退行性病变等，又给医生带来了不少新的难题。可以说，医学的发展还跟不上人口老龄化带来的新变化。所以面对患者，我们的治病结果往往是"有时，去治愈；常常，去帮助；更多，去安慰"。抚慰是医学人文方面的学问，也是一个医生除专业精通之外需要努力做到的，要让患者感受到你会尽最大努力帮助他，你是可依赖可信任的，他才能放心地按照你的医嘱去执行。抚慰就是要把患者的病（特别是难病）当作是你（医生）自己得了这个病一样去认真对待，即便是已确定无法治愈的疾病，你也要从精神上想方设法地开导患者，使其能积极并乐观地面对疾病或死亡。所以，作为一名医者肩负着治病救人的伟大使命，必须博极医术、精勤不倦，才能成为良医。

八、谈谈老年慢性病的合理用药

您是一位身患多种慢性病的老年人吗？是否每天都需要吃很多名目繁多的中西药物？是否试问过自己，这么多的药"吃对了吗"？是否担心过药物对内脏有没有损伤……这是许多老年慢性病患者共同关心的话题。

药物是治疗和预防疾病的重要措施和手段，对于老年人来说，由于身体内各组织器官已发生了相应的衰退性变化，必然会影响到药物在体内的吸收、分布、代谢和排泄，并容易引起药物蓄积而产生各种毒副作用。另外老年人对药物的耐受性也有所降低，每日服用大剂量药物也容易发生胃肠道的不良反应。对此，我们必须了解老年人患慢性病后不同于青壮年的特别之处，才能掌握针对自己的情况，合理选择药物，达到既治病也不伤身的目的。

（一）老年慢性病的特点

1. 多系统同时发病，并且衰老变化与疾病相混杂

临床上常见到一些患者同时发生心血管系统、呼吸系统、内分泌系统、泌尿系统等多种疾病。如慢性支气管炎、肺气肿、肺心病合并冠心病、糖尿病、前列腺增生等，这些病可能集于一位患者身上，甚或还有退行性骨关节病、反流性食管炎、慢性萎缩性胃炎、老年痴呆等，这些都是既与衰老有关又是独立的慢性疾患。

2. 多发性病理改变

即一个脏器有多种病理改变，其发生率随年龄增加而增长。以心脏为例，患者可同时患有冠状动脉粥样硬化、心肌肥大、心肌硬化、瓣膜病变、传导系统退行性变、肺心病、心包炎等，说明该患者心脏的血管、神经、肌肉、瓣膜都存在病理改变，用药时要高度重视。

3. 症状的不典型性

老年人由于多系统病变，往往使临床表现复杂化和不典型化，加之各器官结构和功能发生衰退性变化，使其对疾病的反应迟钝、敏感性降低。如一些老年高血压患者血压控制不佳的原因之一，就是无论血压多高多低，自己没有任何不适的感觉，这些患者一旦出现大面积脑出血或脑梗死再进行抢救，却已是为时太晚。不少恶性肿瘤，在老年人诊断明确时大多已属中、晚期，也是因为肿瘤早期没有明显症状，或是没有定期进行有效的健康体检所致。

4. 疾病互有关系

由于老年有多系统同时发生疾病，且往往互有一定关联，如一位老年患者同时患有高血压、高脂血症、糖尿病、冠心病，若血糖控制不利，对血压、血脂及心、脑、肾等都有直接的影响，且容易发生急性脑卒中、急性心肌梗死等并发症。

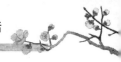

5. 老年人容易发生的危象

（1）水、电解质紊乱及酸碱平衡失调：老年人一旦出现水、电解质紊乱及酸碱平衡失调，则对原发病的治疗产生耐受性而不易见效。我在临床上遇到一位老年高血压患者，病程近十年，长年自己服用吲达帕胺片（寿比山），因发现血压反复波动，伴心慌气短、站立不稳，甚则出现极度急躁等精神异常，而来我院就诊。经检查发现，他的这些症状是寿比山引起的严重低钾血症和药物本身的副作用所致。经停用寿比山重新制订降压方案后，不到 1 个月所有症状、体征消失，血压控制也较理想。

（2）意识障碍：如有些老年患者因过度降压降糖治疗，可出现一过性脑缺血发作或低血糖反应，甚至可突发意识障碍，由此而引起摔倒发生意外事件。

（3）体位性低血压：对于老年高血压患者就诊时最好先做一次 24 小时动态血压监测，以掌握血压的峰谷值变化，以及血压波动的时间段和维持时间；并量一下卧位、坐位、立位三种体位的血压，以确定有无体位性低血压，有无继发性高血压，可为医生选择合理有效的降压药提供依据。

（4）全身衰竭：老年慢性病患者到了晚期多卧床不起，所以要密切关注长期卧床可带来的疾病，如体位性低血压、肌肉萎缩、褥疮、吸入性肺炎（或坠积性肺炎）、挛缩、骨质疏松、肺栓塞、静脉栓塞、全身多脏器功能衰退。此时临床用药（包括服用方式），首先要抓住主要矛盾，并注意药物的安全性，随时关注患者生命体征是否平稳。

了解了老年慢病特点，对大多数老年患者该如何合理用药是十分重要的。

（二）老年慢性病的合理用药

1. 遵照医嘱服药

当诊断明确后，应由医生制订治疗方案并选择合理的药物，决定用药疗程和需要进行相关理化检查的时间。作为患者，应按医嘱服药，决不可自行增减剂量或服药次数，或自选药物（包括保健品）进行治疗。有些患者甚至偏信广告（电视或报纸宣传）或一些民间传说而擅自停药，致病情加重甚至出现新的病症或脏器功能的严重受损。殊不知医生给你开的药和你自己选用的药物如果混用还可能产生一些不良反应或毒副作用。切记"是药三分毒"，千万不能把自己的生命当儿戏来进行试验。

2. 关于药物品种和剂量

老年人往往一身数病，多科就诊，各科开具相关疾病的药物，全部集结给一个患者服用。由于药物种类繁多，不少老年人诉说每日大把吃药，甚至等同吃饭。对此，我们希望患者就诊时必须告知医生自己每日服用哪些药物，让医生进行"总检"，尽量简化用药种类。这样一则可以减少药物之间不良反应的发生，二则减轻老年人胃肠道负担。如属于同一种病因产生的疾病能用一种药物有效时就不必选择多种；另外可选择具有多种作用的药物，如氯沙坦钾既有降压作用又有降尿酸作用，对高血压伴有高尿酸血症者就可一举两得。关于药物剂量，应从最小剂量开始，这不仅仅是因为不少药物都是通过肝脏代谢、肾脏排泄，有一定的肝、肾损害，而且有些药物长期服用对消化道黏膜也有刺激作用。所以一般情况下，60 岁以上的老年人用药剂量为成人量的 3/4～4/5，80 岁以上者则只用成人量的 1/2，如已有肝肾功能不全者用量还要减少。有些症状在可用可不用药物治疗时，应尽量不要内服，可通过外治方法或调节饮食、改变生活方式来获得疗效。总之，老年人个体差异较大，用药应尽可能个体化，即根据每个患者的具体病情选择最适当的药物和药物剂量。目前不少医院有药物浓度监测的检查项目，这利于老年人及时调整药物剂量，做到剂量最小而疗效最大，又可最大限度地减少不良反应的发生。

3. 药物的时间治疗学

即药物的治疗剂量、维持剂量和具体时间治疗。临床上不同疾病的治疗均有不同的疗程，有些疾病的治疗还有服药时间的特殊性。如高血压，因大多数患者常在凌晨至上午十点之间出现峰值（医学上称为血压晨峰），所以降压药物就应在峰值前服用，以达最佳的降压效果，这就是时间治疗学。又如高胆固醇血症，选用他汀类药物时须根据患者有无心、脑、肾病变，来决定使用剂量，并确定目标值，这就是药物的治疗剂量。经过治疗，当血生化检查符合目标值即达标后，为了减少药物的副作用，可考虑减小剂量，同时继续监测是否保持达标水平，来选用最佳剂量作为维持剂量而长期服用。另外，降低胆固醇的药物最好晚上服用，这也是他汀类降脂药的时间治疗学。再如反流性食管炎、消化性溃疡患者常选用质子泵制剂如埃索美拉唑镁肠溶

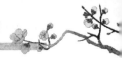

片（耐信）、奥美拉唑、泮托拉唑等，要按疗程用药，当病情稳定后偶又出现消化道症状时，可临时再用药，这就是按需治疗。所以并不是疾病的治疗方案确定后就一成不变地长期服用。超过疗程或剂量过大，都可发生医源性疾病，甚则造成严重后果。我在门诊曾遇到过一位老年糖尿病患者，按医嘱服用降糖药物，认为医嘱是决不可更改的，长期照方服药，当出现食欲不振、腹泻并由此出现体重不断下降时，仍严格遵医嘱治疗，后因消瘦、乏力而住院检查。虽然排除了各种恶性肿瘤和消耗性疾病，心里已没有顾虑，但总觉得自己还是有问题，由此想请中医进行"调理"。我认为，这位患者的消瘦可能与某些降糖药有关，而且该患者血糖一直处于正常低线水平，为此除开具中药外，根据国际糖尿病联盟对老年糖尿病的治疗指南，我请患者先把双胍类降糖药减量至逐步停药，并调整磺脲类降糖药的用量，先后治疗约半年，患者的体重逐步恢复正常，血糖也非常稳定。说明老年慢性病患者要定期到医院复诊，医生会根据病情变化随时调整治疗方案和用药剂量，这对疾病和健康都大有裨益。

4. 服药与食物、饮料的关系

服药与食物和饮料（尤其是碳酸饮料）可发生相互作用，从而影响药物的吸收和疗效。一些辛辣刺激性食物、酒类等最好少食或禁食（遵医嘱），也不要用饮料或茶水来送服药物，一般最好选用白开水，并注意该是饭前还是饭后服用。有些药物有特定时间要求，目的就是为了发挥最大药效而又减轻对脏器功能的损害。

5. 关注药物过敏反应及某些疾病的特殊禁忌药物

无论中药还是西药，均可引起过敏反应，对过敏体质的老年人，在服用一种药物后，一旦发现有新的症状出现，如皮疹、荨麻疹、哮喘、呕吐、水肿等，就应考虑是否是药物的过敏反应，要立即到医院就诊，以防出现一些药物的迟缓反应而给身体带来严重损害（如过敏性休克），并可为以后就医提供过敏信息以引起医生的重视。有些老年人有青光眼、肝病、肾病、糖尿病等慢性疾病，要切记对一切可以加重青光眼和肝功肾功损害以及升高血糖的药物，都应尽量避免使用。如阿托品、颠茄类药物对青光眼有影响；一些非甾体抗炎药、解热止痛药、氨基糖苷类抗生素对肝肾功能有一定损害作用；有些中成药含糖，糖尿病患者也要慎用。对此，患者或家属都要把好关，在服任何药物前均应仔细阅读药品说明书。这样既增加用药知识又可防止出现不良反应。有些慢性病必须长期服用对肝、肾、骨髓等组织器官有一定损害作用的药物时，患者应遵医嘱定期进行相关指标的检测，以尽早发现药物的副作用或毒性反应。

6. 合理用药的急则治其标，缓则治其本

老年人身患多系统慢性病，当突发新病如上呼吸道感染、急性胃肠炎、急性泌尿系感染时，治疗当以新病为主，以急则治标，而原有一些慢性病的用药应在医生指导下选择性使用，对于一些滋补类药物应该暂停待新病痊愈后再缓则治本。当高热脱水时，一旦发现患者血压低于平常，甚至低于90/60mmHg时，降压药就应减量或暂停不用；不进食时，降糖药的应用也不该按常规治疗，应根据血糖变化考虑是减量还是暂停。

7. 关于中西医结合用药

中西医结合用药具有三大优势。

（1）互补性：一些疾病用西药疗效迅速（如降压药、降糖药），有明确的作用环节，可操作性强，但改善临床症状不明显，或是逆转靶器官损害过程漫长，有些西药还有一定的副作用和耐药性。而中药在即时疗效方面不够理想，但中医突出整体观念，强调人的阴阳、气血、脏腑平衡，往往可在多层面、多靶点上发挥作用。中医在改善临床症状、逆转靶器官损害方面已积累了较多经验。如对于高血压1级患者，通过中成药松龄血脉康胶囊再加上非药物治疗，就可以使血压稳定；通过超声定量来观察血府逐瘀制剂的作用时发现，其可消除、减少颈动脉粥样斑块；有更多研究证明，何首乌、女贞子、金樱子、泽泻、决明子、大蒜、山楂、三七等均有降血脂、抗动脉硬化的作用。

（2）治病与调体双重作用：根据老年人的不同体质（如阴虚、阳虚、气虚、血瘀、痰湿等），中医用独有的整体观念、辨证论治方法对具体疾病进行不同的选用药，既提高治病效果，又可不同程度地改善体质、增强免疫力，从而延缓衰老。如有一位85岁的高龄老人，原有冠心病史，近又发现肾功能不全，血内生肌酐清除率为48.27ml/min（正常参考值为75~120ml/min），考虑与高龄肾功能衰退有关，经内服中药3个月后复查内生肌酐清除率已上升到52.82ml/min，再过3个月复查上升到

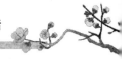

53.27ml/min，患者肾功能已有所改善。

（3）不少中药的属性有多重作用，且温和、持久无耐药性：如丹参具有扩血管、抑制血小板聚集、改善微循环、镇静、保肝、抗菌等作用；山楂不仅能消肉积，还有活血、降低胆固醇和甘油三酯及轻度降压作用。

8. 关于中西药使用的注意点

（1）切忌作用类同的中药、西药叠加式服用：这样只会增加老年人对药物的消化、吸收和代谢负担。另外，中药、西药应该相隔一定时间来分开服用，还应注意药物的配伍禁忌，如兴奋药与抑制药、酸性药与碱性药不能同时服用。

（2）切忌按中成药说明书来对应西医的病进行选择药物：如慢性肾功能不全就选用百令胶囊，既不分析该中成药的成分是否符合患者的体质，也不加以辨证，造成一些患者服药后，更加口干、内热、汗出、便结，或出现上腹不适、形寒肢冷、大便溏泄，既损害了患者身体，又对原有疾病有害无益。

（3）注意不宜同用的中、西药物：常见的不宜同服的中西药包括①含苷类中药及制剂，如甘草、甘草浸膏片、甘草合剂，不宜与水杨酸类药物如阿司匹林、水杨酸钠同服，若同服可明显增加消化道的不良反应；不宜与降压药、利尿药及洋地黄类药物（如地高辛）同服，以免发生低钾血症或诱发洋地黄中毒。②含鞣质中药如大黄、地榆、五倍子、石榴皮、虎杖、儿茶及其制剂七厘散、牛黄解毒片、四季青片等，不宜与硫酸亚铁、四环素、红霉素、利福平、胃蛋白酶、乳酶生、胰酶、洋地黄和维生素 B_1 等药物同用。③含朱砂的中成药，如朱砂安神丸、磁朱丸、保赤散、苏合香丸、局方至宝散等，不宜与溴化钠、溴化钾、溴化铵、三溴合剂及硫酸亚铁等药物同用。④含有机酸的中药，如山楂、乌梅、山茱萸、五味子及其制剂山楂丸、乌梅丸、五味子冲剂等，不宜与磺胺类药物同用。⑤含蟾蜍的六神丸、六应丸、喉症丸、牙痛一粒丸、麝香保心丸等中成药，不宜与洋地黄类药物同用。⑥含雄黄的中成药如安宫牛黄丸、醒消丸、局方至宝散等不应与硫酸亚铁、乳酸亚铁等药物同服。⑦乙醇能使许多药物如水合氯醛、胍乙啶、苯乙双胍、阿司匹林、利血平、呋喃唑酮、苯妥英钠等增加毒性，故服用上述西药时不应服用含醇浓度较高的中药酒剂。

九、夏季老年人如何选用中成药

夏季暑热当令，暑为六淫之一，《素问·五运行大论》谓"其在天为热，在地为火……其性为暑"。因此，暑本夏月之热病，临床常见发热、咽痛、腹痛、吐泻、小便不利、汗多、少气等证。由于暑多夹湿，暑热易于耗气伤津，如果炎夏贪凉露卧，不避风寒，更容易兼夹表寒。根据暑病的这些特点，在治疗方面就必须从兼证的有无及主次轻重来选择不同的清暑、祛暑解表、清暑利湿、清暑益气等方法。下面介绍一些常用中成药及中草药。

（一）清暑法

功能解暑清肺，利咽止渴。

1. 主治：暑热伤肺初期，多见发热、咽痛口渴，咳而少痰，伴头目不清，昏眩微胀等症。

2. 常用中成药：①冬凌草片（主要成分：冬凌草），口服，1次2～5片，日3次。本药仅具清热消肿作用。②柴银口服液（主要成分：柴胡、金银花、黄芩、葛根、荆芥、青蒿、连翘、桔梗、杏仁、薄荷、鱼腥草），口服，1次1瓶，日3次，连服3日。本药用于发热较甚者。③板蓝根颗粒（主要成分：板蓝根），口服，1次3～6g，日3～4次。④金莲清热颗粒（主要成分：金莲花、大青叶、生石膏、知母、生地黄、玄参、苦杏仁），口服，1次1袋，日4次。本药用于发热咳嗽较重者，孕妇忌用。⑤清热解毒口服液（主要成分：生石膏、知母、金银花、连翘、黄芩、山栀、龙胆、板蓝根、甜地丁、玄参、生地黄、麦冬等），口服，1次10～20ml，日3次。用于发热咽痛较重者，孕妇忌用。⑥清热解毒软胶囊（主要成分：生石膏、金银花、玄参、生地黄、连翘、山栀、甜地丁、龙胆、板蓝根、知母、麦冬等），口服，1次2～4粒，日3次。用于发热咽痛较重者，孕妇忌用。⑦双黄连口服液（主要成分：金银花、连翘、黄芩），口服，1次2支，日3次。⑧银黄颗粒（主要成分：金银花提取物、黄芩提取物）口服，1次1～2袋，日2次。本药仅具清热解毒作用。⑨清开灵口服液（主要成分：珍珠母、猪去氧胆酸、山栀、水牛角、板蓝根、黄芩苷、金银花等），口服，1次20～30ml，日2次。多用于热重咽痛者。

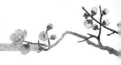

3. 常用方剂: 如清络饮, 药用金银花 6g, 荷叶 6g, 西瓜翠衣 (西瓜皮外层翠绿色者) 6g, 丝瓜皮 6g, 竹叶 6g, 以上为干药用量, 如有鲜者更好 (用量宜加倍), 夏季代茶常饮有预防暑病之效。

(二) 祛暑解表法

功能祛暑解表, 化湿和中。

1. 主治: 夏季感受寒邪 (如空调温度过低、过食冷饮等), 证见头痛发热, 恶寒无汗, 心烦口渴, 腹痛吐泻等证。

2. 常用中成药: ①藿香正气软胶囊或藿香正气水 (主要成分: 广藿香油、紫苏叶油、白芷、苍术、厚朴、半夏、陈皮、茯苓、大腹皮、甘草浸膏等), 胶囊口服, 1次 2~4 粒, 日 2 次。②感冒清热颗粒 (主要成分: 荆芥穗、防风、薄荷、柴胡、苏叶、葛根、桔梗, 杏仁、白芷、苦地丁、芦根), 口服, 1次 1 袋, 日 2~3 次。本药仅用于夏令受寒致发热者。

3. 常用方剂: 如香薷饮, 药用香薷 10g, 扁豆 10g, 厚朴 5g, 水煎服。常用于夏月乘凉饮冷, 出现外感于寒、内伤于湿、身热畏寒、头重头痛、无汗、腹痛吐泻者。

(三) 清暑利湿法

功能清热利小便, 以泄内蕴之暑湿。

1. 主治: 感受暑湿, 证见身热, 心烦口渴, 小便不利或赤涩, 或见吐利泄泻者。

2. 常用中成药: ①双黄连口服液, 口服, 1次 2 支, 日 3 次。②五苓散胶囊 (主要成分: 泽泻、茯苓、猪苓、肉桂、白术), 口服, 1次 3 粒, 日 2 次。③热淋清颗粒 (主要成分: 头花蓼), 口服, 1次 8~16g, 日 3 次。④二妙丸 (主要成分: 苍术、黄柏), 口服, 1次 6~9g, 日 2~3 次。

以上 4 种中成药可采用组合法服用, 如双黄连口服液 + 五苓散胶囊 + 热淋清颗粒或双黄连口服液 + 二妙丸 + 热淋清颗粒。

3. 常用方剂: 如①六一散: 用滑石 60g, 甘草 10g, 共研细末, 每服 10g, 加蜜少许, 温水调下, 日 2 次。中医认为 "治暑之法, 清心利小便最好", 如暑病不兼湿者, 不宜使用本方, 以免渗利过度而耗伤津液。②甘露消毒丹:

主要成分为藿香、薄荷、白蔻仁、菖蒲、黄芩、连翘、滑石、木通、茵陈、贝母、射干等，对暑湿时疫，出现发热，汗出而热不退，尿赤便秘或泻而不畅，咽痛，舌苔厚腻者，有清热解毒、利湿消肿止痛之功。

（四）清暑益气法

功能清暑热，益元气。

1. 主治：暑热伤气，汗多口渴，烦热不安，倦怠少气者。

2. 常用中成药：①双黄连口服液，口服，1 次 2 支，日 3 次。②生脉胶囊（主要成分：人参、麦冬、五味子），口服，1 次 2 粒，日 3 次。③益气养阴丸（主要成分：黄芪、麦冬、鳖甲、牡蛎、丹参等），口服，1 次 6g，日 3 次。

以上 3 种中成药可采用组合法服用，如双黄连口服液 + 生脉胶囊或双黄连口服液 + 益气养阴丸。

3. 常用方剂：如清暑益气汤，药物主要成分为西洋参、石斛、麦冬、黄连、竹叶、荷梗、甘草、知母、粳米、西瓜翠衣等，水煎服。由于暑为阳邪，最易耗气伤津，所以治疗暑热伤气时，不仅要清其暑，还需益气生津才能收效。

十、秋冬季老年人谨防眩晕来袭

每逢秋冬交替，眩晕老年患者不少。轻者则感到头部恍惚漂浮，头重脚轻，站立不稳，但尚能生活自理和操持不需频繁转动身体的工作和家务劳动；重者则旋转，出汗，恶心呕吐，不能活动躯体，甚至卧床不起。据统计，65 岁以上老年人眩晕发病率男性为 39%、女性为 57%。随着天气逐渐转冷，眩晕已成为老年人最常见的病症之一。我认为，老年人眩晕是衰老及自身相关基础疾病相互影响、综合作用的结果，其中最为关键的是与以下因素有关。

1. 年老

即大脑的老年退变及动脉粥样硬化。老年人的脑血流量平时就处于临界水平，随着天气转凉，人体血管收缩，极易形成慢性脑供血不足。

2. 颈椎病

75% 的老年人都有颈椎退行性改变，当寒冷刺激时，可引起颈交感神

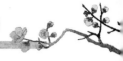

经极不稳定，导致反射性椎－基底动脉缺血。当长期固定一个姿势（如低头或伏案工作）或快速转动头部，可使椎动脉受到钩突骨赘压迫，使血管扭曲、痉挛而发生供血障碍，尤其脑干前庭器官血供减少时即可发生眩晕。

3. 老年高血压

当气温由暖转冷尤其突变时，极有可能引起血压的大起大落，使血管舒缩障碍，不仅可出现眩晕不适，还可引起血压的剧烈波动，这也是导致急性心血管事件的最主要原因。所以，在寒冷的季节里，患者及家属都应高度重视。有研究报道，血压是有季节性变化的。血压的变化规律是，每年从6月份开始下降，8月为最低值，从10月起又开始上升，而冬季3个月血压最高；并发现80岁以上老年人与年轻人相比，受到气温的影响更大。因为在寒冷时交感神经的兴奋性增高、儿茶酚胺分泌增多，使心率加快、外周阻力加大，从而导致血压升高，当然血压的升高还有很多其他机制的参与。

4. 心律失常、低血压、贫血

这三者都可引起脑血流量减少。到了寒冷的季节，老年人的新陈代谢减慢、血液循环更差，不能依靠自身调节来适应外环境的变化，使脑的缺血症状加重而发生眩晕。

基于上述这些观点，为了防止秋冬季节老年人眩晕发作，提出如下一些建议。

1. 密切关注环境气候变化

老年人由于自身因素，已不宜接受"春捂秋冻"的季节考验，应该根据每日的天气预报来适时增减衣服。尤其要注意颈部保暖，最好穿有衣领的衣服（保护颈椎），外出时要带上备用的衣服。特别是晚秋寒气很重，隆冬则更胜一筹，此时老年人极易受凉，要及时换上质地柔软、舒适轻便的冬衣，穿上防寒鞋帽，以确保身体避受寒冷刺激。

2. 凡事要记住"慢慢来"

人上了年纪以后，身体的平衡能力已发生了微妙的变化，任何场合都可能发生头晕甚或摔倒，所以任何活动都要脚踏实地慢慢进行。尤其当由卧位转变为坐位，再由坐位转变为立位时，不能过猛，一定要牢记三个半分钟（即由卧位转变为坐位需半分钟，由坐位转变为立位需半分钟，由站位到开始行走需要半分钟），慢慢改变自己的体位，适应后再进行下一个动作；当身体下蹲时也要扶持周边固定的物体，慢慢地站立起来，防止发生体位性低血压而出现头晕。

3. 勤测量血压

高血压患者尤其是老年高血压患者，一旦发现血压持续升高（收缩压超过 180mmHg）或持续性低血压（收缩压低于 90mmHg），或者血压剧烈波动，要尽快去医院就诊，让医生及时调整降压方案，防止出现心脑血管意外。

4. 睡姿与枕头

对于颈椎病患者来说，睡眠姿势及枕头的高度对于预防眩晕发作至关重要。理想的睡眠姿势最好是胸部、腰部自然放松，如侧卧位，双腿和双膝成屈曲状态，使全身肌肉呈松弛状态。枕头要软硬适中，压之有一拳高度。枕头要放在颈及肩部中间，才能很好地支撑颈部，让颈椎消除疲劳。也可以选择颈椎枕（侧面呈"6"字状枕头），将突出部分枕在颈部，正好贴合肩颈曲线，有助于肌肉放松，可预防眩晕的发生，对睡眠也有一定帮助。

5. 注意保持乐观的情绪

暮秋及阴寒的天气，容易给老年人带来一种悲郁之情，尤其是性格多愁善感且行动不便的高龄老年人。情绪的低落使人感到昏暗无光，更易头晕、纳呆、夜寐不安，会降低老年人的免疫功能，不仅眩晕难愈，还会添加或加重其他多种慢性病。所以无论在任何场景，一定要保持良好的心态，才能安度晚年。

6. 眩晕发作的护理

眩晕患者要多卧床休息，减少头颈部的活动，注意颈部的保暖（可自行设计，用毛线编织一个颈套）；还要保持环境安静；有呕吐者，尽量采取侧卧体位，防止呕吐物吸入气管；要宁安毋躁，才能让身体逐渐康复。

从临床医学分析，诱发眩晕的病种涉及临床各科，不仅分周围性及中枢性两种，而且全身疾病、眼部疾病及精神心理疾病也都可以引起眩晕。所以，老年患者一旦出现眩晕发作，要带上既往所有的医学检查资料，去正规的医院就诊，才能进行合理的治疗，取得良好的效果。

十一、冬季常用中成药面面观

冬季寒风凛冽，气候异常干冷（北方）或湿冷（南方）。自然界对于人

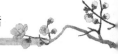

体的伤害无疑是风、寒、湿三种邪气，这些外邪最易侵袭人体的呼吸道和消化道，引发感冒、支气管炎、肺炎、肠炎等疾病。同时严冬也是心脑血管病的高发季节。比如南方，不少家庭室内没有暖气，造成室内比室外更冷，极易加重原有的心脑血管病和呼吸系统病变；北方有些家庭或单位的室内暖气太热，而外出又冷，最易形成"寒包火"现象，使人体呈"外寒内热"状态，诸如咽炎、鼻炎、气管炎等上呼吸道感染往往就缠绵难愈。所以，要选对适合自己病情的中成药，就应该了解有哪些中成药是这个季节常用的。此外，冬季进补是我国人民的传统习俗，对体弱多病的患者或者老年体虚之人尤为适宜，民间更有"冬令进补，春天打虎"之说。为了达到治病而又增强体质的目的，应该请专业医师评估一下自己属于哪种体质，是属于阴虚、阳虚，还是气虚？才能有的放矢进补。民间常有在冬至前请中医配制膏方，"量体裁衣"地做成药膏进行调补，不少人也可选择一些中成药来调补身体。谨就上述一些情况，介绍一些冬季常用中成药。

（一）呼吸系统常用中成药

1. 感冒软胶囊（0.45g/粒）

感冒软胶囊是由羌活、麻黄、桂枝、荆芥穗、防风、白芷、川芎、葛根、薄荷、苦杏仁、黄芪等组成，具有发散风寒的功效。主治外感风寒引起的头痛发热、鼻塞流涕、恶寒无汗、骨节酸痛、咽喉肿痛等症。口服，1次2~4粒，日2次。

2. 通宣理肺口服液（10ml/支）

通宣理肺口服液是由紫苏叶、前胡、桔梗、苦杏仁、麻黄、甘草、陈皮、半夏、茯苓、枳壳、黄芩等组成，具有解表散寒、宣肺止咳的功效。主治风寒感冒，症见咳嗽、咳痰不畅、发热恶寒、鼻塞流涕、头痛无汗、肢体酸痛等。口服，1次2支，日2~3次。

3. 感冒清热颗粒（6g/袋）

感冒清热颗粒是由荆芥、防风、薄荷、柴胡、紫苏叶、葛根、桔梗、苦杏仁、白芷、苦地丁、芦根等组成，具有疏风散寒、解表清热的功效。主治风寒感冒，症见头痛、发热、恶寒身痛、鼻流清涕、咳嗽咽干等。口服，1次1袋，日2次。

4. 止咳橘红丸（6g/丸）

止咳橘红丸是由橘红、陈皮、半夏、茯苓、甘草、苏子、苦杏仁、紫菀、款冬花、麦冬、瓜蒌皮、知母、桔梗等组成，具有清热润肺、止咳化痰的功效。主治肺热痰阻所致痰多气促，口苦咽干等症。口服，1次2丸，日2次。

5. 蓝芩口服液（10ml/支）

蓝芩口服液是由板蓝根、黄芩、山栀、黄柏、胖大海等组成，具有清热解毒、利咽消肿的功效。主治肺胃实热所致的咽痛、咽干，咽部灼热等症。口服，1次2支，日3次。因本品内含胖大海，个别患者服药后可能出现轻度腹泻，一般可自行缓解。

6. 苏黄止咳胶囊（0.45g/粒）

苏黄止咳胶囊是由麻黄、紫苏叶、地龙、枇杷叶、蝉蜕、前胡、牛蒡子、五味子等组成，具有疏风宣肺、止咳利咽的功效。主治风邪犯肺、肺气失宣所致的咳嗽，咽痛、咽痒，或呛咳阵作，气急，遇冷空气、异味等因素突发或加重，或夜卧晨起剧咳，多呈反复发作，干咳无痰或少痰，舌苔薄白等。对感冒后咳嗽及咳嗽变异性哮喘见上述证候者也可服用。口服，1次3粒，日3次。

7. 治咳川贝枇杷滴丸（30mg/粒）

治咳川贝枇杷滴丸是由枇杷叶、桔梗、水半夏、平贝母流浸膏、薄荷脑等组成，具有宣肺降气、清热化痰的功效。主治痰热郁肺所致咳嗽、咳痰、咽干、咽痛、发热、全身不适等症。口服，1次3~6粒，日3次。孕妇慎用。

8. 养阴清肺丸（9g/丸）

养阴清肺丸是由地黄、麦冬、玄参、川贝母、白芍、丹皮、薄荷、甘草等组成，具有养阴润肺、清热利咽的功效。主治阴虚肺燥所致的咽喉干痛、干咳少痰等症。口服，1次1丸，日2次。

9. 防风通圣丸（3g/袋）

防风通圣丸是由白芍、荆芥、薄荷、麻黄、甘草、大黄、芒硝、栀子、滑石、桔梗、石膏、炒白术等组成，具有解表通里、清热解毒的功效。主治外感寒邪、内有里实所致的恶寒壮热、头痛咽干、小便短赤、大便秘结、风疹湿疹等症。口服，1次2袋，日2次。孕妇慎用。

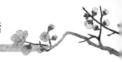

（二）消化系统常用中成药

1. 温胃舒胶囊（0.4g/粒）

温胃舒胶囊是由党参、附子、黄芪、肉桂、山药、苁蓉、炒白术、炒山楂、乌梅等组成，具有温胃止痛的功效。主治胃脘凉痛，每由脾胃虚寒又饮食生冷、受寒而痛甚者。口服，1次3粒，日2次。

2. 附子理中丸（9g/丸）

附子理中丸是由附子、党参、炒白术、干姜、甘草等组成，具有温中健脾的功效。主治脾胃虚寒，入冬加重所致脘腹冷痛、呕吐泄泻、手足不温者。口服，1次1丸，日2~3次。孕妇慎用。

3. 香砂养胃丸（200丸/盒）

香砂养胃丸是由木香、砂仁、白术、陈皮、半夏、茯苓、香附、枳实、豆蔻、甘草等组成，具有温中和胃的功效。主治胃中有寒所致胃脘满闷、不思饮食、泛吐酸水等症。口服，1次8丸，日3次。

4. 虚寒胃痛颗粒（5g/袋）

虚寒胃痛颗粒是由炙黄芪、炙甘草、桂枝、党参、白芍、高良姜等组成，具有益气健脾、温胃止痛的功效。主治脾虚胃弱所致的胃痛，症见胃脘隐痛、喜温喜按，遇冷或空腹加重者。口服，1次1袋，日3次。

5. 固本益肠片（0.32g/片）

固本益肠片是由党参、白术、补骨脂、山药、黄芪、延胡索、炮姜、白芍、赤石脂等十四味中药组成，具有健脾温肾、涩肠止泻的功效。用于脾虚或脾肾阳虚所致慢性泄泻，每因受寒或进食生冷引发腹痛腹泻、食少腹胀、腰酸乏力、形寒肢冷、舌淡苔白、脉虚见症者。口服，1次8片，日3次。

（三）心脑血管病常用中成药

1. 益气复脉胶囊（0.37g/粒）

益气复脉胶囊是由红参、麦冬、北五味子等组成，具有益气复脉、养阴生津的功效。主治冠心病、心绞痛及衰弱老人入冬常见的心悸气短加重，伴脉微弱、自汗、属气阴两虚者。本品能降低心肌耗氧量，改善冠脉循环。口服，1次2~4粒，日2次。

2. 牛黄清心丸（3g/丸）

牛黄清心丸是由人工牛黄、羚羊角、人工麝香、人参、当归、川芎、甘草、山药、黄芩等组成，具有益气养血、镇静安神、化痰息风的功效。主治气血不足、痰热上扰引起的胸中郁热，惊悸虚烦、头晕目眩、中风不语、口眼歪斜、半身不遂、言语不清、痰涎壅盛者。口服，1次1~2丸，日2次。小儿酌减，孕妇及运动员慎用。

3. 复方丹参滴丸（180粒/盒）

复方丹参滴丸是由丹参、三七、冰片三味药组成，具有活血化瘀、理气止痛的功效。主治因气滞血瘀而致的胸痹、心前区刺痛，以及冠心病心绞痛见上述症状者。口服或舌下含服，1次10粒，日3次；或发病时临时服用。孕妇慎用。

4. 冠心丹参滴丸（0.04g/粒）

冠心丹参滴丸是由丹参、三七、降香油三味中药组成，具有活血化瘀、理气止痛的功效。主治因气滞血瘀而致的胸痹心痛，症见胸闷、胸痛、心悸气短，以及冠心病心绞痛见上述症状者。舌下含服，1次10粒，日3次；或发病时临时服用。孕妇慎用。

5. 麝香保心丸（22.5mg/粒）

麝香保心丸是由人工麝香、人参提取物、人工牛黄、肉桂、苏合香、蟾酥、冰片组成，具有芳香温通、益气强心的功效。主治气滞血瘀所致的胸痹、心前区疼痛，以及冠心病心肌缺血引发的心绞痛、心肌梗死前综合征等。口服，1次1~2粒，日3次；或症状发作时服用。孕妇禁用。

6. 速效救心丸（150粒/盒）

速效救心丸是由川芎、冰片两味中药组成，具有行气活血、祛瘀止痛的功效。主治气滞血瘀所致冠心病心绞痛发作时。口服，1次4~6粒，日3次。急性发作时可以1次10~15粒。

7. 通心络胶囊（0.26g/粒）

通心络胶囊是由人参、水蛭、全蝎、赤芍、蝉蜕、土鳖虫、蜈蚣、冰片等组成，具有益气活血、通络止痛的功效。主治冠心病心绞痛后心气虚乏、血瘀络阻，症见胸部憋闷、刺痛、绞痛、固定不移，心悸自汗，气短乏力，舌质紫黯或有瘀斑，脉细涩或结代，亦用于气虚血瘀络阻型中风病，症见半

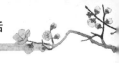

身不遂或偏身麻木、口舌歪斜、言语不利等。口服，1次2～4粒，日3次。孕妇禁用。

8. 参松养心胶囊（0.4g/粒）

参松养心胶囊是由人参、麦冬、山茱萸、丹参、酸枣仁、桑寄生、五味子、赤芍、土鳖虫、甘草等组成，具有益气养阴、活血通络、清心安神的功效。主治冠心病出现室性期前收缩属气阴两虚、心络瘀阻所致者。口服，1次2～4粒，日3次。

9. 天丹通络胶囊（0.4g/粒）

天丹通络胶囊是由川芎、豨莶草、丹参、水蛭、天麻、槐花、人工牛黄等组成，具有活血通络、息风化痰的功效。主治中风中经络属风痰瘀血痹阻脉络证，症见半身不遂、偏身麻木、口眼歪斜、语言謇涩；脑梗死急性期、恢复早期见上述证候者。口服，1次5粒，日3次。脑出血患者急性期禁用。

10. 大活络丸（3.6g/丸）

大活络丸是由蕲蛇、草乌、人工牛黄、乌梢蛇、熟大黄、人工麝香、天南星、水牛角等五十味中药组成，具有祛风、舒筋、活络、除湿的功效。主治风寒湿痹引起的肢体疼痛、手足麻木、筋脉拘挛、中风瘫痪、口眼歪斜、半身不遂、言语不清等症。口服，用温黄酒或温开水送服，1次1～2丸，日2次。孕妇禁用。

（四）冬季进补的常用中成药

1. 黄芪颗粒（4g/袋）

黄芪颗粒是由黄芪一味中药组成，具有益气固表、利水消肿、托毒排脓、生肌的功效。主治气虚所致气短自汗、心悸水肿、久泻、脱肛、子宫脱垂、痈疽难溃，创口久不愈合等症。口服，1次1袋，日2次。

2. 心元胶囊（0.3g/粒）

心元胶囊（组方未公开）具有养心滋肾、活血化瘀之功效。主治胸痹属心肾阴虚、心血瘀阻所致的胸闷不适、胸部刺痛或绞痛，或胸痛彻背、固定不移、入夜更甚，心悸盗汗，心烦不寐，腰酸膝软，耳鸣头晕等症，如冠心病稳定型劳累性心绞痛、高脂血症等病。口服，1次3～4粒，日3次。

3. 补心气口服液（10ml/支）

补心气口服液是由黄芪、人参、石菖蒲、薤白等组成，具有补益心气，理气止痛的功效。主治心气虚损型胸痹心痛、气短心悸、头晕乏力等。口服，1次1支，日3次。

4. 振源胶囊（25mg/粒）

振源胶囊是由人参果总皂苷组成，具有益气通脉、宁心安神、生津止渴的功效。主治冠心病心绞痛、心律失常、神经衰弱、2型糖尿病之属气虚型者，症见心悸不寐、胸闷胸痛、气短乏力、口渴多饮等症。口服，1次1~2粒，日3次。

5. 生脉胶囊（24粒/盒）

生脉胶囊是由人参、麦冬、五味子三味药组成，具有益气、养阴、生津之功效。主治属气阴两亏所致低血压、脑供血不足，症见气短自汗、心悸头晕等。口服，1次3粒，日3次。

6. 贞芪扶正颗粒（15g/袋）

贞芪扶正颗粒是由黄芪、女贞子两味药组成，具有补气养阴的功效。常用于久病虚损，属气阴不足者，特别是恶性肿瘤，多配合手术、放疗、化疗，以促进正常功能的恢复。口服，一次1袋，一日2次。

7. 益气养阴丸（18g/袋）

益气养阴丸是由黄芪、麦冬、丹参、鳖甲、牡蛎等组成，具有益气养阴的功效。主治气阴两虚所致的心悸、气短、乏力、手足心热、自汗或盗汗等症。口服，1次1袋，日2次。

8. 人参归脾丸（9g/丸）

人参归脾丸是由人参、白术、茯苓、炙甘草、炙黄芪、当归、木香、远志、龙眼肉、酸枣仁等组成，具有益气补血、健脾养心的功效。主治气血不足、心脾两虚所致的心悸失眠、食少乏力、面色萎黄、月经量少色淡等。口服，1次1丸，日2次。宜饭前服用或进食时同服。

9. 人参健脾丸（6g/丸）

人参健脾丸是由人参、炒白术、茯苓、山药、陈皮、木香、砂仁、炙黄芪、当归、酸枣仁、远志等组成，具有健脾益气、和胃止泻的功效。主治脾胃虚弱所致的饮食不化、脘闷嘈杂、恶心呕吐、腹痛便溏、不思饮食、体弱倦怠

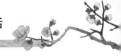

等症。口服，1次2丸，日2次。

10. 四物合剂（10ml/支）

四物合剂是由当归、川芎、白芍、熟地黄四味药组成，具有养血调经的功效。主治因血虚所致的头晕眼花、心悸气短、面色萎黄、月经不调等症。口服，1次1~1.5支，日3次，服用时应摇匀。

11. 八珍颗粒（3.5g/袋）

八珍颗粒是由熟地黄、当归、党参、炒白术、炒白芍、川芎、茯苓、甘草等组成，具有补气益血的功效。主治气血两虚所致的面色萎黄、食欲不振、四肢乏力、月经过多等症。口服，1次1袋，日2次。孕妇慎用。

12. 稳心颗粒（5g/袋）

稳心颗粒是由党参、黄精、三七等组成，具有益气养阴、定悸复脉、活血化瘀的功效。主治气阴两虚兼心脉瘀阻而致心悸不宁、气短乏力、头晕汗出、胸闷胸痛等症，也可用于冠心病心律失常属气阴不足、心脉瘀阻型者。口服，1次1袋，日2次。

13. 生血丸（5g/袋）

生血丸是由鹿茸、黄芪、山药、炒白术、桑寄生、炒扁豆、稻芽、紫河车等组成，具有补肾健脾、填精养血的功效。主治脾肾虚弱而致的面黄肌瘦、体倦乏力、眩晕、食少、便溏等症，如放、化疗后全血细胞减少以及再生障碍性贫血见上述证候者。口服，1次1袋，日3次，小儿酌减。

14. 益血生胶囊（0.25g/粒）

益血生胶囊是由阿胶、龟甲胶、鹿角胶、鹿血、牛髓、紫河车、党参等组成，具有健脾生血、补肾填精的功效。主治脾肾两亏所致的血虚诸症，各种类型贫血及血小板减少症，对慢性再生障碍性贫血也有一定疗效，也适合恶性肿瘤放、化疗期间服用。口服，1次4粒，日3次，儿童酌减。

15. 复方阿胶浆（20ml/支）

复方阿胶浆是由阿胶、红参、熟地黄、党参、山楂等组成，具有补气养血的功效。主治气血两虚所致的头晕目眩、心悸失眠、食欲不振等症，如贫血、白细胞减少症见上述证候者，可促进造血系统的功能。口服，1次1支，日3次。服药期间不宜服用藜芦、五灵脂、皂荚或其制剂；不宜喝茶或吃萝卜，以免影响药效。凡脾胃虚弱、呕吐泄泻、咳嗽痰多者慎用，感冒期间不宜服用。

16. 玉屏风颗粒（5g/ 袋）

玉屏风颗粒是由黄芪、炒白术、防风三味药组成，具有益气固表止汗的功效。主治表虚不固所致的自汗恶风、面色㿠白、易感风邪等症。口服，1次1袋，日3次。

17. 大补阴丸（60g/ 瓶）

大补阴丸是由熟地黄、知母、黄柏、龟甲、猪脊髓等组成，具有滋阴降火的功效。主治阴虚火旺所致的潮热盗汗、心烦失眠等症，口服，1次6g，日2~3次。

18. 六味地黄丸（360 粒 / 瓶）、六味地黄颗粒（5g/ 袋）

六味地黄丸（颗粒）是由熟地黄、山茱萸、丹皮、山药、茯苓、泽泻六味药组成，具有滋阴补肾的功效。主治肾阴亏损所致的头晕耳鸣、腰膝酸软、遗精早泄等症。口服丸剂1次30粒，日2次；颗粒剂1次1袋，日2次。

19. 麦味地黄丸（200 丸 / 盒）

麦味地黄丸是由六味地黄丸成分（熟地黄、山茱萸、丹皮、山药、茯苓、泽泻）加麦冬、五味子共八味药组成，具有滋肾养肺的功效。主治肺肾阴亏所致的潮热盗汗、咽干口燥、头晕耳鸣、腰膝酸软等症。口服，1次8丸，日3次。

20. 杞菊地黄丸（9g/ 丸）、杞菊地黄口服液（10ml/ 支）

杞菊地黄丸（口服液）是由六味地黄丸成分（熟地黄、山茱萸、丹皮、山药、茯苓、泽泻）加枸杞子、菊花共八味药组成，具有滋肾养肝的功效。主治肝肾阴亏所致的眩晕耳鸣、畏光、迎风流泪、视物昏花等症。口服丸剂1次1丸，日2次；口服液，1次1支，日2次。

21. 知柏地黄丸（360 粒 / 瓶）

知柏地黄丸是由六味地黄丸成分（熟地黄、山茱萸、丹皮、山药、茯苓、泽泻）加知母、黄柏共八味药组成，具有滋阴降火的功效。主治肾阴不足、阴虚火旺所致的头晕目眩、腰膝酸软、口干咽燥、潮热盗汗、遗精早泄、小便短赤等症。口服，1次30粒，日2次。

22. 左归丸（60g/ 瓶）

左归丸是由熟地黄、菟丝子、牛膝、龟板胶、鹿角胶、山药、山茱萸、枸杞子等组成，具有填精补肾的功效。主治肾精亏虚所致的头晕耳聋、口燥舌干、自行盗汗、腰酸腿软、遗精早泄、神疲乏力等症。口服，1次9g，日2次。孕妇忌用，儿童禁用。

23. 金匮肾气丸（360粒/瓶）

金匮肾气丸是由六味地黄丸成分（熟地黄、山茱萸、丹皮、山药、茯苓、泽泻）加桂枝、炙附子共八味药组成，具有温补肾阳、化气行水的功效。主治肾虚所致的水肿、腰膝酸软、畏寒肢冷、小便不利等症。口服，1次20粒，日2次。孕妇忌用。

24. 五子衍宗口服液（10ml/支）

五子衍宗口服液是由枸杞子、炒菟丝子、覆盆子、五味子、车前子五味药组成，具有补肾涩精的功效。主治肾精亏虚所致的遗精早泄、尿频失禁、阳痿不育、腰膝酸软等症。口服，1次1支，日2次。

25. 金水宝胶囊（0.33g/粒）

金水宝胶囊是由发酵虫草菌粉（Cs-4）组成，具有补益肾肺，秘精益气的功效。主治肺肾两虚、精气不足所致的久咳虚喘、神疲乏力、不寐健忘、腰膝酸软、月经不调、阳痿早泄等症，如慢性支气管炎缓解期、慢性肾功能不全，肺癌、肾癌术后康复，肺纤维化等病见上述证候者。口服，1次3粒，日3次。

26. 强肾片（0.63g/片）

强肾片是由鹿茸、山药、熟地黄、枸杞子、丹参，补骨脂、人参茎叶总皂苷、益母草、山茱萸、丹皮、杜仲、茯苓、泽泻、桑椹等组成，具有补肾填精、益气壮阳、扶正固本的作用。主治肾虚所致的腰膝酸软、水肿、遗精、阳痿、早泄等症。口服，1次2~3片，日3次。

27. 培元通脑胶囊（0.6g/粒）

培元通脑胶囊是由鹿茸、制首乌、熟地黄、天冬、龟甲、全蝎、水蛭、地龙、赤芍、炙甘草等组成，具有益肾填精、息风通络的功效。主治缺血性中风中经络恢复期肾元亏虚，瘀血阻络证，症见半身不遂、口舌歪斜、语言不清、偏身麻木、头晕耳鸣、腰膝酸软、脉沉细等。口服，1次3粒，日3次。孕妇禁用。

28. 苁蓉益肾颗粒（2g/袋）

苁蓉益肾颗粒是由肉苁蓉、五味子、菟丝子、茯苓、巴戟天、车前子等组成，具有滋阴补阳、填精益肾的功效。主治肾虚所致腰膝酸软、头晕耳鸣、记忆衰退、四肢无力等症。口服，1次1袋，日2次。

以上介绍了一些冬季常用的中成药，在选择时应该综合考虑疾病的性质、自身体质、地域环境等多种因素，最好请专业中医辨证、辨病施治，进行筛选，才能达到好的效果，也可避免用药错误导致病情加重或迁延不愈。健康诚可贵，但药物不是万能的，药物能治病调体，但不能让你永葆青春、不病长寿。最好的医生是自己，每个人应该知道自己到底有哪些病，哪些是主要的危险因素，与季节又有何关系；应该明白自己到底属于中医所说的哪种体质，这种体质的形成除遗传因素外，还有哪些是不良的生活习惯或是不合理的饮食结构所造成的。然后自觉地接纳一个好的生活方式，脚踏实地，身体力行去实施，再配合正确的药物治疗，才可以达到事半功倍、减病增寿的目的。

十二、老年人秋冬季要注意"虚"与"郁"

白露一过，秋意渐浓，秋去冬来，一年中心脑血管等疾病的高发期又来临了。人们自然想到该如何通过"进补"来防病、强身。天气日趋寒冷对身体有影响，这一点相信中老年朋友们都会比较关注。然而，这段时期的重要节日多，再遭遇突发事件，都易引发中老年朋友的情绪波动，这些情绪变化对心脑血管等疾病所产生的损害往往容易被忽略。对此，我想从中医的角度来谈谈在秋冬季节老年人应如何进行"虚"与"郁"的调治。

（一）老年人的"虚"

中医认为，"邪之所凑，其气必虚"。"邪"即疾病，"气"即人的正气。老年人随着年龄的增长，衰老与疾病必然使正气越来越虚。究其原因，或因体质薄弱，或因久病伤正，或因突遭邪气侵袭伤及正气致"精气夺则虚"。虚证主要表现为全身气、血、阴、阳的不足，即"气虚""血虚""阴虚""阳虚"四种，并且这些虚象又多体现于某些脏腑功能的衰退，如心气虚、心阴虚、肺气虚、肺阴虚、肾阳虚、肾阴虚等等，都可有不同的临床表现。但凡气虚与阳虚都属于阳气不足之类，临床均可出现面色㿠白或黄白、气短懒言、自汗乏力等症。阳虚为气虚进一步发展，可出现显著寒象，如比常人怕冷，四

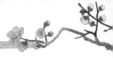

肢厥冷等。血虚是血液亏损，既可伴有气虚（气血两虚），又可与阴虚同时出现（阴血亏损），常见消瘦、眩晕、心慌、失眠等症。单纯血虚或气虚时面色是淡白或萎黄的，伴指甲色白、手足麻木，并可出现一定程度"寒象"，而阴血亏损时又可伴有一些"热象"。阴虚是阴液不足，往往出现燥热之象，如面红升火、五心烦热、口干咽燥、盗汗遗精等。临床上老年人单纯的气虚、血虚、阴虚、阳虚不多，所以中医辨证很重要。如为气血不足，还得分辨是气虚为主还是血虚为主，如为气阴两虚，也得分清是气损及阴还是阴损及气，立法用药时有一定倾向性，借此选择不同的中药配伍来进行调补。

（二）老年人的"郁"

《素问·举痛论》曰："百病生于气也，怒则气上，喜则气缓，悲则气消，恐则气下，寒则气收，炅则气泄，惊则气乱，劳则气耗，思则气结……"《医原·卷下内伤大要论》又强调"高年亏损者，由衰者所致，此外，无不由心火妄动，耗散其阴而起"。进入21世纪以来，人们物质生活水平普遍提高，大多数人告别了吃饱穿暖的最基本生活需求，但心身疾病、不良生活习惯病却越来越多，如心脑血管病、肿瘤、糖尿病、焦虑症、抑郁症等等，严重威胁着老年人的健康并影响其寿命。我认为，这些疾病的产生与"郁"有关，不能单纯用"虚"来解释。由于老年人的情绪、社会阅历、文化程度、家庭背景、环境因素以及所患疾病不一，所以每位老年人的生活习惯、情感活动等也是不同的。我们每天要面对的事、要接触的人非常多，必然引起内心的波动，甚至犹如大海波涛一样起伏。有些老年人常常把想不开、不愉快的事放在心中；有些老年人脾气暴躁，一有不顺心之事，便"一触即发"。诸如此类的七情（喜、怒、忧、思、悲、恐、惊）所伤，加之不良的生活习惯，都可产生机体的气机不畅，气机不畅又可直接导致脏腑功能失调，从而产生不同的郁证，这便加快了衰老的速度并引发各种疾病。

金元医家朱丹溪提出"六郁"学说，指的是气郁、血郁、湿郁、火郁、痰郁、食郁六种"郁"证。其以气郁为先，指的是郁病都为气郁不畅——气滞，久则气郁可致脾运不足生湿，产生湿郁；气郁化火或湿郁化火而成火郁；湿郁、火郁久则均可引起痰郁；气郁致胃不和，食不化而成食郁。所以上述六郁既可单独致病又可转化和兼夹，最终产生的结果是"郁"加重了"虚"，使原来虚的脏腑更虚，所以中医调理疾病绝不是单纯的补"虚"，必须同步调治不同的"郁"，才能达到治病求本的目的。临床上对"虚""郁"兼有的老年患者，一定要权衡孰轻孰重，分清主次、先后，先掌握好"补"与"通"的比例；也可先治"郁"，再治"虚"，中医叫"先标后本"。这样才能取得较好的疗效。如中医辨证为气虚兼气郁，常用补气、理气、行气相结合，气流通了，整个脏腑功能才能运转起来，吃进去的补气药才能起到补益功能，常用党参、黄芪、佛手、玫瑰花、陈皮等中药进行调治。又如辨证为气虚又兼血瘀（血郁）者，治当补气同时加用活血化瘀药，如桃仁、红花、益母草、三七等。有些老年人久病，"虚""六郁"兼有，可在补不同"虚"的同时，再加用《丹溪心法》的越鞠丸中成药（或目前的越鞠保和丸）。该成药既可理气解郁，又可宽中除满，具有解诸郁的功效；现代研究发现还有镇痛、抗炎、改善血液循环等作用，被广泛应用于消化系统、循环系统、免疫系统、中枢神经系统等疾病的治疗中。此外，患有这些疾病的老年人还必须配合心理治疗，只有开启智慧之心，培养能够很好回应这些境界的能力，才能让内心平和清明，有利于疾病的尽快康复，还可延缓衰老，达到健康长寿的目的。

（三）典型案例介绍

郭某，女，57岁，2021年5月19日初诊。

因渐进性消瘦，食少，腹胀，大便稀日行数次，于2019年3月在首都医科大学附属北京朝阳医院入院诊治。经上腹部 MRI 及腹股沟淋巴结活检等检查，最后确诊为肝脏多发占位性病变，非霍奇金淋巴瘤。先后经8个疗程化疗，因出现骨髓抑制而终止化疗，并于2021年5月10日来我院接受中药治疗。2021年2月7日血常规示：WBC 2.03×10^9/L，RBC 370×10^{12}/L，Hb 125g/L，PLT 140×10^9/L。门诊症见：形体消瘦，面色苍白，厌食腹胀，夜寐不安，畏寒，全身乏力，望手指指端紫色，舌淡紫，舌边见紫黑色长条瘀斑。舌中部苔白腻，脉细虚弦。

辨证为脾虚失运，胃虚失纳，升降失司，痰瘀互结成毒，治拟健中化痰，活络散结。从异功散、附子理中汤，并重用生黄芪80g，加鸡内金、鸡血藤、水红花子、壁虎等。

经治患者食欲转佳，大便基本正常，感觉有力，每日能步行3km。此

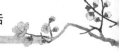

后又常常因情怀抑郁，直接影响消化功能，并感觉畏寒，一到深秋，双足寒冷倍于常人。经心理抚慰，中药参入舒肝调气和胃之品，如柴胡、木香、郁金、白豆蔻等，诸症渐渐得以改善。2021 年 9 月 8 日 MRI 复查示：肝占位较前缩小，部分可见纤维化，下腔静脉闭塞，脾大。2021 年 10 月 25 日来院复诊时，患者自诉一餐能进食三个馅饼，无腹胀，大便正常，也无畏寒，寐安，望舌紫黑已明显好转，苔薄黄少津，脉细好转。上述均表明病情有所改善，遵仲景"五脏元气通畅，人即安和"之理。下一步治疗可加熟地黄、补骨脂、菟丝子等辛甘温之品，温补肾气，以促进骨髓功能恢复为治。

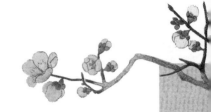

附

篇

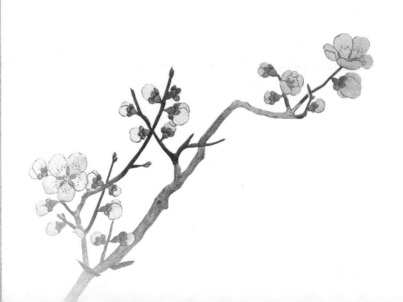

一、我的从医之路

我自幼对医生的崇高形象和治病救人的伟大人格十分仰慕。源于幼时体弱多病，经常到医院、诊所请医生治病，随着医生的精心治疗，一次次把我从病魔手中夺回，恢复健康。看到医生慈祥又不乏严谨的治病神态，工作作风，我立志"不为良相，愿为良医"。所以从我记事起学习就非常认真，成绩优良。在 1959 年考上了南京中医学院（现为南京中医药大学）医疗系，总算让我跨入医学之门，梦寐以求地渴望自己当一名像给我小时候看病的大夫那样的好大夫。在大学 6 年的求学路上，记忆犹新的片段有张克威校长的开门讲话，希望我们成为一名高级中医师，我们的老师也以此为目标精心培养每一个学生。中医课程特别是四大经典及方剂学、中药学、针灸学的授课老师各具特色。为了让我们打好基本功，老师用秒表测试让学生比赛背诵方剂歌诀（汤头歌诀）、中药药性赋、十四经络的循行路线等，看谁背诵得既快又准确。王新华、孟澍江老师采用启发式的教学方法，让学生自己先读经文，然后上讲台讲解自己的理解，老师再进行点评，既培养了我们学经典的兴趣，又锻炼了上台演讲的胆识和口才。我对每门学科都做了课后读书笔记并加以归纳整理，所以每门功课的考试成绩都能名列前茅。2 年多的西医课程全部是请学校隔壁的南京医学院（现为南京医科大学）最优秀的讲师，深入浅出地讲授解剖学、病理学、微生物学……南京医学院的重点课程我们这里一样都不少。

我毕业实习中的门诊实习是由江苏省中医院曹鸣高、李石青、龚丽娟、陈亦人四位老师负责带教，方法是让学生先自己看患者，把诊断治疗以脉案形式写在试诊本上，老师要求脉案的书写要像《柳选四家医案》那样的三七句或四六句成对，说是红花还要绿叶来配才能是一份合格的病案。我们看完患者后再带患者连同试诊本请老师复诊，老师再给患者处方并给我们具体点评，对在哪里？错在哪里？还要看哪些著作加以补充。这样，虽然一个上午顶多看 3~5 个患者，但收获巨大，为以后独当一面诊病打下了扎实的基础。病房实习我的带教老师是徐景藩和汪履秋，两位老师对我们要求也非常严格，不仅要完成分管病床的病历书写，而且要求每天早晨 6 点就到病房，给患者洗漱、喂饭、抽血等都由实习生负责，徐景藩老师还对西医的体格检查非常重视，查房时专门检查查体是否规范标准，老师都是手把手地亲自示教，认为西医的物理检查（视、触、叩、听）是中医四诊（望、闻、问、切）的补充，对协助诊断和前后对比是一个重要方法。张泽生老前辈的每次大查房，可谓阵容强大，从主治医师到副主任医师、主任医师各级层层报病史，分析自己的诊治观点，然后张老亲自查看患者再发表自己的看法，不愧是中医大家，活用经典理论，对具体案例的诊治起到了画龙点睛的作用。作为实习生的我都如获至宝，在整理病案时，进一步感受到了中医药的博大精深和自己的不足。我的毕业论文定题为"哮喘发时治标之我见"，前后泡图书馆找资料等准备了半年，是文献综述、老师的经验和我的领悟的总结，第一次学到了该如何书写论文及写好论文。经过 6 年的勤奋与刻苦，在毕业时我被评为65 届 6 位高才生之一，这也算是对我 6 年大学生涯的总评价吧！另外，老师们的敬业和对患者的关爱及奉献精神，是我心中永难磨灭的榜样，我只有不忘初心，刻苦工作，鞠躬尽瘁，才能报答国家及老师的栽培。至此，对我立志从医的梦想又增强了信心和决心。

　　大学毕业后，我被分配到广西壮族自治区桂林市中医院，院领导和桂林市卫生局领导非常重视来自南京中医学院的大学生，给我压担子，不仅要完成医院内的医疗任务，还让我这个初出茅庐的年轻人去兄弟单位（如桂林医学院附属医院）进行会诊，这样主观上要求我必须刻苦钻研，弥补不足，才能胜任眼下的工作，客观上对提高中西医结合水平是一个很好的催化剂。1971 年照顾夫妻关系，我调回江苏省南通市，在当时南通最大的综合医院南通市第一人民医院中医科工作了 7 年，通过全院病房会诊的任务，让我有机会跟西医各科主任学习交流，使我西医的临床水平有了质的提高，对疾病如何进行辨证与辨病中西医结合有了一些更具体的体会。我和各科主任关系都很好，他们希望我能普及一些中医方面的知识，我就在晨会交班后，定期以"小小讲"形式进行讲解。而我在参加具体患者会诊时，抓住时机就这个病的最新进展等方面虚心向老师们求教，然后谈谈自己对这个病如何进行中医辨证论治。叶祖荫等老主任都很乐意教我这个当时已 30 岁的青年中医。1978 年是我国恢复研究生招考的第一年，有一次我突发高烧，朱良春院长专程来寒舍探望，顺便告知了我和史载祥令人兴奋的消息。当时两人都极力想报考研究生（已知南通市中医院已有夫妻一起报名的），但家中现实状况是两个孩子都小，一个9岁，一个2岁，另外两家父母都年迈多病，不能帮助照料，且经济状况也不允许。商量后，万般无奈的我只能忍痛割爱，决定让史载祥去报考，断送了我自己的考研机会（报名年龄截至35岁，我俩均是最后一次机会）。面对现实，这也只能是唯一的选择，我虽十分不舍，但为了这个家，必须要有一个作出牺牲的呀！在知识分子家庭中，有时女性是会遇到很多人生的不公、挫折和磨难，但只要一生不虚度，有强大的内心和生活心态，有一技之长和一生的追求，默默耕耘，潜心励志仍可完成自己想做的事。

当史载祥成功录取为北京中医学院廖家桢教授的研究生后，南通市人事局为了照顾我的生活和工作，1978年把我从南通市第一人民医院调至离家近很多的南通市中医院，开始了我新的工作生涯。当时中医院内很多老前辈，如朱良春、陈继明、汤承祖、喜仰之、陈鸿宾、蒋仰三等都身怀中医绝技，不仅功底深厚（有些是祖传），又都德高望重，乐于传授经验，对我来说又是一个难得的机会，无论是门诊、病房，还是平时接触，有机会我就虚心求教，学到了不少书本以外的知识。如朱良春老师治疗老年病，抓住了老年的五脏虚弱的生理特点，结合先后天都已不足的病理特点，用益肾健脾、涤痰化瘀的治疗大法来辨治老年疾病；认为各种肿瘤核心病机是正气亏损，癌毒内结，主张用扶正解毒，消癥祛邪的方法。扶正重用仙鹤草，剂量可达80g，有抗肿瘤细胞增殖的作用；重用生黄芪至少要50g，才能提高免疫功能，增强抗癌能力。解毒方面重用白花蛇舌草、白英、龙葵、守宫、蜂房、僵蚕等。朱老强调中医辨证与西医辨病相结合，不同的肿瘤根据脏腑归经选用不同的具有抗癌作用的中药。无论是诊病还是授课，朱老对学生从不保守，而且讲解生动，深入浅出。陈继明老师善用龟板治疗多种疑难杂病，尤其是肝硬化，疗效出奇，所以背后我们都叫他"陈龟板"。陈老师下笔成章，从不打底稿，一气呵成，既快又好，主编了《中医学入门》等多部著作，还常在中医杂志等国家级期刊发表文章，对我们特别有启发作用。陈老查房问诊细而又细，往往能从中可找到病的根结，而且常用自己的手指触摸患者的舌面，用以观察津液的多少，厚腻苔的能否去除。讨论病例时把中医的经典理论与患者的四诊总结分析得淋漓尽致，这样看病的疗效可谓料如神算，总之这一代名医的临证形迹像过电影般地深深刻在了我的脑海，他们都是真正的中医大家。

南通市中医院领导还让我带教毕业实习生和进修生，让我承担金匮、温病等经典的授课任务，我业余还参加了每周 2 次的日语学习班，加之 2 个孩子的培养和生活照料，每天的 24 小时都像打仗一样，以小时算着过，生活和工作的重担压得我确实很累，每晚能保证 4~5 小时睡眠就已非常不错，但内心很充实，我不怕吃苦，所以能日复一日，年复一年地坚持下去。记得一次医院工会组织大家去看电影"人到中年"散场时都齐口同声地说我就是现实版的影片中眼科陆文婷医生。南通当地民风非常纯朴，是我的第二故乡，在我遇到困难的时候，都是南通的老百姓给了我莫大的关怀和帮助，我要好好报答他们。1983 年我被聘任为中医内科主任，立下了军令状，用半年时间改变了南通市中医院多年的旧面貌，对整个江苏省影响都较大，省报还头版头条作了报道，医院为此作出嘉奖，并破格晋升工资一级，当选为市人大代表。

总之，在桂林的 7 年和在南通的 14 年，我得到了领导的重视和大力培养，加之老师前辈们的无私教导，有了这两个好的机遇，让我在半个多世纪的行医之道上，收获满满，不断提高了自己的专业水平。

1985 年我奉调至北京中日友好医院，在中医内科工作，第二年领导将我作为培养对象派去上海参加了由卫生部主办为期一年的医院管理学习班（全国一共 17 个学员）。由上海交通大学管理学院等著名院校的知名教授，讲解欧美、日本等国及国内先进企事业单位在管理（包括医院管理）方面的专业知识和经验，这些对提高我的管理水平有一定启发和促进作用。1989 年 3 月我被聘任为中医老年病科主任，我用学到的管理知识结合既往在别的医院的管理体会，根据老年病科硬、软件条件，围绕科室医、教、研三方面的重点制定了科室的一系列管理制度，如三级医师责任制、交接班制、奖金分配制等，所有这些必须从我自身做起（我参加值夜班到 55 岁），重要事情必须公开化、透明化，让大家都当家作主，把自己当作老年病科的一分子来工作。这样在 1992 年全市三级甲等医院的评审中，中日友好医院顺利通过检查，而中医老年病科被评为全院第一，这期间我们承担了卫生部"老年急性脑梗死的机理研究"等课题，我们在临床中探索，在科研中领悟，我体会医、教、研是密不可分的，搞过科研课题的中医在临床中思维是拓展的、活跃的，而教学过程是自己再学习，再锤炼，温故而知新的另一个好渠道。这期间我也曾多次赴日本、英国、德国等地进行学术交流，这些国外学者对中医都非常感兴趣。记得在德国期间，有一位骨科大夫经治的膝关节置换患者，术后多日仍无法站立和行走，邀请我协助治疗，我试用局部针灸方法，针毕当即患者就可以下地行走，对此大家都非常震惊，既解决了患者的病痛，也提高了德国医生对中医的兴趣。1994 年我获得了国务院颁发的政府特殊津贴，1995 年被评为北京市优秀教师，面对这些荣誉我从未宣扬和骄傲，只看作是让我继续努力的另一种鞭策。2000 年初，我作为中日友好医院领队，在瑞士 Monterux Tcm 中心工作了 1 年余，印象比较深刻的是当地人也非常相信中医。来诊所的大多以慢病为主，我采用针药并用的方法，取得了较好疗效，受到了患者的好评，产生了较大的影响。2002 年我退休后又受聘在日本大阪医诚会病院东西医诊疗所工作了 1 年，该诊所老教授山本与我一对一看患者，他从西医角度提出诊治意见，我则用中医辨证论治理论与他一起讨论，很多疑难病采用针药（中药）并用的方法进行治疗，取得很好疗效。让我敬佩的是山本教授当时已年逾古稀，但谦虚好学的精神至今仍刻印在我的脑海中，他从对中医不了解到主动跟我学针灸和中医基础理论，说明他作为一个西医学者也相信了中医。从我走过的这些国家，让我感受到了世界的"中医热"已经真切到来，我为我能为中医药在国外传承发扬做出有限的贡献而感到欣慰。

医学是一门高难学科，学者当以求真为天职，既要有丰厚的知识积淀，又要在实践中不断将理论结合实际，才能变成自己的临床经验。对于要掌握中西医两套理论，并进行中西医结合的医疗工作者，更要潜心钻研这两种完全不同的理论体系，用不同的思维方法去消化吸收，才能发皇古义，融会新知，临床医生要真能做到这点，只能是孜孜不倦的学到老，做到老，才能精益求精勇攀高峰。医生职业让我以仁心仁术治好了一些患者，有些已成朋友；医学专业也帮我本人和家人朋友早期发现了一些疾病，做到早诊断，早治疗，既可减少病痛，又保证晚年的生活质量；医学专业更让我用防病养生之道引导广大老年患者如何养生调体，如何在有病之后重视疾病的二级预防，以及医患密切配合，全程控制疾病。通过带教传承也让我结识了不少青年才俊，年轻人朝气蓬勃，接受新生事物快，有不少值得我学习的地方，同时也感染我积极向上，跟上时代发展，教学的相长可让如何进行中西医有机结合不断传承精华，守正创新，这是我们这一代中医人义不容辞的职责和使命。我热爱中医和中西结合事业，读书充电已是日常生活中的一个习惯，虽已年过八旬，这几十年也没有显赫的业绩和贡献，但在 2021 年我有幸被评为第四届"首都国医名师"，更有幸荣获第七批全国老中医药专家学术经验继承工作指导老师的殊荣，这些是各级领导和同仁们对我 56 年来工作的一种支持和认可，但更是一份激励和动力，我深知任重而道远，会继续在这求真务实的中医、中西医结合征途上努力地一直走下去。

二、老年保健杂谈

（一）老年人如何看病防病

人到老年，可谓生活阅历丰富，经验多多，处世老到，但因每个人走的路不尽相同，文化素养和从事专业不一，每位老人又都有属于自己的专业和强项，所以在追求健康和长寿的共同目标中，老人与老人之间是有很大差异的。人到老年，多为衰老与疾病共存，混淆不清，还时有突变，发生新病，常常要光顾医院，与不同科室的医生打交道，这就要面临如何选择医院和医生，如何让医生在短时间内能很快了解自己的病情，尽快解决急病与慢病带来的病痛等问题。对此，我从一个医生及老年人的角度，谈谈自己的一些体会。

1. 如何选择医院与医生

（1）了解周边或所属城市一些医院的大体情况及医生的专业特长：老年人多半生活在一个相对固定的地域，对周边乃至所属城市的一些医院应该有个初步了解，包括医院的诊疗特色、医疗设备和医院管理水平，并要了解这些医院相关科室医生的专业特长和水平等等。这些信息可以通过网络、电视、广播、报纸等媒体宣传进行了解，也可以通过周围的朋友或病友介绍，还可以通过患者本人实地就诊、亲身体验进行比较和评价。我的感觉是有病能找到一个能同情和理解，并能尽心为患者诊治、负责任的好医生，远比看哪个医院名声大更为重要。

（2）根据发病的急与慢：如老年人突发晕厥，突然高热不退，身体某个部位发生疼痛，或是摔倒、外伤、车祸等，应该首选就近医疗，或拨打 120

急救电话送往相关医院。但在送往医院前，最好是让家人或身边朋友观察一下生命体征，包括体温、呼吸、心跳、瞳孔、颈动脉搏动及血压等。此时尽量少搬动患者，因为有些病如急性心肌梗死、脑出血、肺栓塞等，往往可因变动体位而使病情急剧恶化，甚至带来更为严重的后果；而一些骨折患者因不正确的搬动很可能使局部创伤更大，使病情更加复杂化。我认为，有些高龄老年人不妨在平时就随身携带一个"个人健康卡"，上面注明自己的姓名、年龄、有哪些基础疾病、服用哪些药物等，万一发生急症时，便于医护人员第一时间掌握您的一些健康资料。

对于大多数慢性病患者来说，我认为在找医生前最好将既往一些健康资料整理一下，把与这次就诊有最大关系的理化检查材料备齐。比如一位患有高血压病的老人，就诊时就应把原先在哪些医院就诊的病历、化验单、影像检查（如心电图、超声心动图、CT、MRI等），目前服用药物的清单或药盒等一并带全；还可以把自己的疑惑或想法用文字的形式记录下来，以便就诊时向医生进行有目的的咨询。这样，在有限的就诊时间内即可获取最大收益。此外，既然是慢性病，可能需要一段时间的诊疗才能取得效果，所以每次就诊时最好能固定一位医生，这样一来便于医生对患者病情的掌握，二来患者在与医生的接触中，可更多地掌握一些与自己疾病有关的健康知识。

2. 如何与医生进行沟通

（1）平等心态：很多老年人是有病才找医生，而绝大多数医生都愿意积极、认真地为患者进行诊断和治疗。但不同患者患的是不同的疾病，有轻重缓急、简单与复杂之分。有些患者看病时间需要长一些；而有些复诊患者诊断已明确，治疗方案也正确，或只需要进行微调，看病时间就相对短一些。有些患者理解和接受能力较强，容易理解医生给其分析疾病的来龙去脉；而有些文化水平较低或医学知识缺乏的老年人，就需要医生强化说明，甚至书面指导，占据的时间就要长一些。所以，老年患者来医院就诊时，千万不能操之过急，或有情绪方面的波动，这对疾病本身都是不利的。医生和患者是平等的关系，只是医生接受的是医学方面的教育，又临床时间多年，比患者多一些这方面的专业知识，积累了一些临床经验而已。所以，患者对医生也应有个客观认识和理解，看病一定要仔细听明白医生的分析是否有道理，配合医生进行相关的检查和治疗。特别是一些心身疾病或精神疾病，如焦虑症、抑郁症，疾病的好转或恶化，与自身的生活习惯、精神状态及治疗的依从性密不可分，绝不是仅靠药物治疗就可以治好的疾病。另外，有些疾病是必须靠药物长期治疗的，而有些疾病根本就不是吃药能解决的，千万不要道听途说，急于求成，反而延误最佳治疗时间，使疾病"雪上加霜"。

（2）初诊患者：患者初次就诊时，首先要告诉医生这次看病主要是什么问题（或痛苦），患病有多长时间了。然后随着医生的循循诱导，说清楚这个问题（或痛苦）第一次是什么时候发生的，发生的诱因可能是什么，之前在医院做过哪些检查，当时医生诊断是什么病，给吃的是什么药，以后又有哪些变化等。医生可能还会追问一些既往史、家族史、过敏史等，同时根据患者带来的理化检查结果，结合西医的视、触、叩、听或中医的望、闻、问、切等检查手段，对患者做出初步诊断，还应进一步做哪些检查，初步的治疗又是如何，并建议下一步该怎么做，生活上要注意些什么，饮食上有什么宜忌等。所以，每位医生都希望患者就诊时能带齐您的相关检查资料，既可避免重复检查，又能协助尽快明确诊断和制订合理的治疗方案。

（3）复诊患者：患者复诊时最好是找初诊时给您看过病的医生，这样有个连续性，医生可以继续了解初诊时用药后的病情变化，结合补充检查结果，进一步明确诊断，完善治疗。无论是药物治疗还是手术治疗，无论是用中药还是用西药，任何治疗方案的确定都是建立在明确诊断的基础上。所以，老年患者来医院看病，应该关注的是"我到底得的是什么病，最好进行什么方法治疗"，而不是停留在仅仅根据"头晕""耳鸣"等自我不适，急切询问医生吃多久药可以好的表象上。凡是临床能取得可靠疗效，达到医患共同满意结果，必然是诊断明确可靠，治疗才能有的放矢取得预期效果。

3. 关于用药问题

许多老年患者因为身患多种疾病，每日要口服多种中西药物（还不算保健品），有些人确实是药比饭还吃得多，但又不敢不吃，更不知这些药物吃进去后会不会有什么毒副作用，如此日复一日，盲目吃药，发现脏器（如肝、肾）损害才追悔莫及。必须明确的是，老年人由于胃肠功能老化，消化、吸收迟缓，加之肝脏对药物的代谢功能、肾脏对药物的排泄功能均减弱，所以服用任何一种药物一定要遵照医嘱，包括服用剂量、时间，以及什么时间要监测有无药物的毒副作用发生等。此外，一定要养成服药前看说明书的习惯，特别关注适应证和不良反应一项，自己对照看看是否有不适合自己服用的药物，同时可咨询药师和相关医生，也可找经验丰富的全科医生，让他们进行把关。这里特别要强调的是中成药的使用，因为中成药大多是由多味草药复合而成，应遵循中医的辨证论治观点，根据药物组成来进行选择，而不能仅凭处方功用说明，硬套西医诊断的某个病，对号入座地用药。如肾功能不全患者，常用的金水宝或百令胶囊，为纯滋补肾阳之品，适用于中医辨证属于肾阳虚的患者，那么对于肾阴虚的肾功能不全患者，无疑是不太相宜的。有些中成药中含有雄黄、蛇胆、朱砂等有毒中药，一定要遵医嘱，只能短暂应用；而有些中成药实际上是中药加上西药构成（如消渴丸），如患者再盲目选用同类西药一起服用，可带来一定危险，于病不利，这是医患双方都不愿看到的。

4. 症状分析

下面从已确诊是某一种病和未确诊仅因某一症状而来就诊的老年患者，如何在就医过程中增进知识、维护健康，来进行分析。

（1）高血压：不少老年人是在体检或发生脑卒中、冠心病等疾病后，才知道自己得了高血压病。对任何类型的高血压，医生在接诊时首先考虑的是有无与高血压相伴的高脂血症、糖尿病，以及心脏、脑、肾等重要脏器的损害情况，了解有无这方面的家族史，进而分辨是原发性高血压还是继发性高血压。围绕这些临床思维，医生会给患者开具一系列的检查项目，然后根据检查结果，如倾向于继发性高血压（如嗜铬细胞瘤、原发性醛固酮增多症、甲亢等），会建议去相关科室进一步确诊；如属原发性高血压，医生就要对患者进行高血压的分级和危险分层排列，从而确定治疗方案。对此患有高血压病的老年人在看病时，必须要明白的是：①医生开出一系列的检查是有理论根据的，应该积极配合。②高血压是一种慢性病，治疗的目的不仅仅是为了降压，而是为了保护因长期高血压造成的心脏、脑和肾脏等重要器官免受或减轻损害，所以治疗肯定是长期的，切不可在血压高、有症状时才吃药，而血压正常或自己没症状时就停药，一定要培养自己良好的依从性。③不同的患者，降压目标值是不一样的，要明白医生制订的降压方案（包括如何联合用药、服药的时间选择），积极配合医生做好血压监测（从中可及时发现问题），定期到医院与医生进行沟通，特别对高龄老人，最可怕的是血压大起大落的波动，以及过度降压引起的持续低血压，这是心脑突发事件的重要诱因之一。④高血压的病理基础是动脉粥样硬化，所以高血压的治疗不是单纯的降低血压，还要进行相关的调脂、降糖、降低同型半胱氨酸、抗血小板聚集等配合治疗。从中西医结合角度，还需加入调体治疗，而且中医中药在协同降压、改善临床症状方面可获得单纯西药治疗之外的益处，对提高疗效、改善患者生活质量是大有裨益的。

（2）阵发性胸痛：从西医理论分析，胸痛原因是非常复杂的，包括胸壁、胸腔脏器、肩关节及其周围组织、腹腔脏器等病变，都可引起胸痛。对于起病较急、时间很短的胸痛，医生首先要排除有无冠心病心绞痛、急性心肌梗死、冠状动脉瘤、主动脉夹层、肺动脉瘤、肺栓塞、带状疱疹、肋间神经病变等病的可能。所以，医生在接诊时一定要搞清楚的是胸痛的具体部位、发作的诱因、持续的时间，以及胸痛的性质（刺痛、胀痛、压榨痛等），有无放射，有无发热，疼痛还伴有哪些兼夹症状和规律，如与呼吸、咳嗽的关系等，然后就要进行相关的视、触、叩、听查体，开具相关的化验或影像检查（如心电图、B超、胸部X线片、CT、MRI等），最后做出初步诊断，制订治疗方案。作为患者或家属，除尽快联系120急救车去医院就诊外，在家中可先为患者测一次血压，检查1分钟心跳的次数，看看有无心脏期前收缩，观察有无咳嗽和呼吸方面的异常，在发病与发病间隙时有什么不一样，以便给接诊医生更多的临床信息，千万不要过度紧张，或随意服用硝酸甘油，要知道硝酸甘油不是治疗急性心肌梗死的专一用药，即便疑似急性心肌梗死，初期处理也不是单纯多次服用硝酸甘油可以解决的，而且该药扩张血管，过多服用可引起血压下降，对任何一种心脏病都是无益的。

5. 病例分析

希望对读者有些启发。

病案1：马某，男性，84岁，教授。

患者发现高血压30余年，经各项理化检查明确诊断为原发性高血压3级，极高危。经钙通道阻滞剂氨氯地平加β受体阻断剂倍他乐克联合用药，并配合调脂治疗后，血压平稳，头晕、心悸等症状消失。该患者从50多岁发病以来，每年体检均未见心、脑、肾等重要器官的损害。但在80大寿庆典寿宴上，因情绪激动加之饮食失节（多食奶油蛋糕），次日出现严重腹泻，伴心前区憋闷不适。来医院诊断为胃肠功能紊乱、低钾血症、急性下壁心肌梗死，经及时抢救并安放支架后病情转危为安。以后定期复查，心功能一直维持稳定。该患者另一特点是：近十年来的血压变化与气温关系非常密切，每年立夏后收缩压在 120mmHg 左右，舒张压在 70mmHg 左右，只要到立秋，收缩压很快攀升超过 150mmHg，舒张压正常，心率保持不超过 90次/min。对这种随气温节律性变化而波动的高血压，降压方案需要及时调整，所以该患者立夏后氨氯地平逐步减量有时甚至暂停，立秋后根据自测血压量表逐步再调整剂量，而倍他乐克用量四季不变，以此保证了该患者四季血压平稳在目标值内。此外，每年入秋后患者常感头重如蒙，咽中不适，咳嗽有痰，时有腹胀、便结或便溏，还有全身湿疹，此起彼伏，影响睡眠，观舌苔白腻，舌质淡紫红，脉细滑，配合中药半夏泻心汤调治，临床诸症均有缓解。

按： 临床所见，凡患高血压老年患者单纯为治疗高血压而来就医者是很少的。该患者除高血压外，还有消化系统、呼吸系统、皮肤等多系统病变。这些疾病对心脏、血压也是有一定影响的，如湿疹瘙痒影响睡眠可致血压升高；消化吸收障碍可引起电解质紊乱，进而影响心脏功能；支气管炎合并感染也可致血压升高，加之明显的血压季节性变化，所以治疗一定要个体化，并要抓住主要矛盾，把握整体观念，才能让病情稳定而又减少痛苦。现今疾病谱是慢病多，且多与不良生活习惯有关。医生除看病外，还要多与患者交心，在相处为朋友的基础上，进行生活指导和讨论如何面对人生，往往对患者有药物起不到的重要作用。

病案 2：杨某，女性，80 岁，干部。

患者罹高血压病、冠心病、糖尿病、多发性脑梗死多年，近 5 年出现焦虑－抑郁状态。用厄贝沙坦、氨氯地平、单硝酸异山梨酯缓释片（伊姆多）、格列美脲片（亚莫利）、阿卡波糖（拜糖平）、松龄血脉康、清脑复神液、劳拉西泮（罗拉）等药物治疗，病情相对平稳。该患者的特点是，只要一受到轻微精神刺激或周围环境突变，即可出现血压剧烈波动，收缩压可超过 200mmHg，每次在急诊静脉输液以快速降压，但血压仍然忽高忽低。由急诊转来门诊时见患者躺在平车上情绪激惹，诉已好几天彻夜不寐，感头晕头痛、心悸不安；观苔黄腻，舌质红，脉弦滑数。重新调整降压方案，加中药羚角钩藤汤、大定风珠配合治疗，并耐心予以心理疏导。等情绪慢慢安定，安然入睡，2日左右血压即趋于平稳。所以数年来患者只要出现情感障碍、血压波动，即刻来诊，通过中西医结合治疗，血压都可很快稳定下来。为了防患于未然，在平时的每次就诊时，我都要关注患者的精神状态，及时进行心理抚慰，目前病情已稳定，两年多来，患者精神饱满，豁达乐观，一切生活自理，生活质量也高。

按： 目前临床所见高血压伴焦虑-抑郁症（或状态）的女性患者较多，也就是说患者除有心血管系统疾病如高血压病之外，又多了一种精神疾病。精神疾病是一个独立的病，尤其在现今社会是多发病、常见病，与感冒、咳嗽一样，并不是一种不可启齿、难以言表的怪病。所以，患者一定要对此有一个正确的认识。因其对血压波动有很大影响，必须引起医患双方高度重视，要及时配合抗焦虑-抑郁的心理干预或药物治疗，当用药物治疗时，千万要告诫患者不当用药可能会出现的戒断反应。说到心理干预就是要让患者就诊时感到亲切和安全，并把你作为可信任和依赖的医生。医生要逐步剖析患者的心灵密码，了解其生活状况，找出其患病的根源，才能进行有效的"对症"治疗，这对调整血压是有很大裨益的。人是一个社会人，又是一部极其精密、复杂的仪器，每位患者的病情都有其特点和特色，患者不可能按照教科书得病，按照指南进行治疗，就能取得预期疗效，这就是患者为什么要找医生看病和要找对医生的根本原因。更何况，像上述焦虑-抑郁症（或状态）是一种身心疾病，非单一药物就能做到"药到病除"。当一个人身患疾病时，往往医生的一句话或一次简短的心语启发或规劝，就能使患者消除顾虑、树立信心，有时比药物治疗更有用，说明现代社会需要更多的人性支持。

病案3： 崔某，男性，70岁，干部。

主诉： 阵发性胸骨后偏左疼痛3日。患者原因不明骤起胸骨后偏左疼痛，有压榨样感觉，无放射性痛，每次疼痛可持续10分钟以上，发作时伴有气短且不敢深呼吸。曾2次急诊排除冠心病、心绞痛及急性冠脉综合征。自含服硝酸甘油或速效救心丸后能缓解疼痛，但不时又有发作。来诊时患者及家属神情极度紧张不安，不知如何是好。既往有冠心病、高血压、糖尿病，近因左肺鳞癌已手术1年。询问病前有感冒史，自测血压、血糖均正常。查体，呼吸匀，20次/min，无发绀，心肺阴性，左肋第四肋间近胸骨处明显压痛。血常规正常。疑诊为肋软骨炎。根据患者舌淡紫红，苔薄白，脉细弦，予中药阳和汤 3 剂, 外用麝香保心丸研末加白酒混合外敷疼痛处, 嘱 3 日后病情不缓解, 来院再做别的相关检查。结果, 3 日后患者疼痛已大部分缓解, 已无气短, 局部压痛也明显减轻。继续中药调治, 约 7 日后痊愈。

按: 该患者患有多系统病变, 特别是 1 年前发现肺癌, 虽是极早期发现, 手术也很成功, 但在患者内心深处始终存在一种纠结和不安。当新添急性胸痛一症时, 医生在排除急性冠脉综合征、急性肺感染、肺癌骨转移等可能后, 反复仔细查体尤为重要, 如疼痛到底有无明确部位, 有无皮肤色泽改变, 是表浅还是深度触痛, 与胸壁、肋骨有无关系等, 这些物理检查往往能发现蛛丝马迹, 对诊断有重要启示。患者的肋软骨炎可能与不久前的病毒感染有关, 所以通过诊断性治疗总算解决了患者的病痛和不安。

总之, 患者在就诊时, 选择医院, 选择科室, 选择医生固然重要, 但对医生的信任是不可缺少的。另外, 与医生良好的沟通, 将会对疾病的诊治带来更好的效果。

这里需要对患者强调的是, 每一位医生都愿意把治疗疾病的这把钥匙交给患者, 并教会患者如何开锁, 而患者本人才是主宰自己健康的最好医生。

（二）老年人如何均衡饮食

营养是生命的物质基础, 更是老年人能否健康长寿的重要保障。营养来源于食物, 现在大家都了解不少有关"合理饮食""均衡饮食""中国居民平衡膳食宝塔"等健康知识, 但具体落实到消化能力不断衰减的老年人身上, 到底该如何做呢? 这是一个值得深思的问题。我在门诊见到有些老年人就是因为偶然一次饮食的不在意, 发生了急性胰腺炎、肠梗阻; 有些长年素食的老年人, 因长期营养不良, 身体衰老速度超过同龄人, 并且自身的慢病缠绵不愈; 有些老年人是严格按照某些营养学书籍, 每日"精耕细作"自己的三餐, 但身体还是"入不敷出", 慢病、急病丛生……这些问题引发了我对"均衡饮食"的一些理解和思考, 我仅从一个临床医生的角度, 谈谈个人的见解。

1. 均衡饮食须从个体入手

我国老年人的饮食习惯、遗传及环境因素等与其他国家不尽相同。一般认为, 东方人大多属"食草动物", 西方人大多属"食肉动物"。我认为两种性质迥异的人种, 在进入老年后不能简单以一个固定模式来对待营养食物的选择。吃什么一定要从每个人的具体情况出发，既要考虑各种食物的营养成分及所需数量标准，又要因人因时因地而异，灵活掌握。任何食物的选择既要考虑老人能否接受及能否吸收，更要谨防营养不良及营养过剩，这两者都对健康不利，特别是营养过剩所致的肥胖，不仅使心脏负担加重、血脂升高，而且易患高血压、动脉粥样硬化、冠心病、糖尿病……所以，均衡饮食要科学地按照自己的具体情况来实施。

2. 九种体质与饮食

每个人体质是不一样的，由先天遗传因素，后天长期的行为生活方式包括饮食习惯、烟酒等嗜好，以及地域环境的影响而形成。中医把人的体质分成平和质、气虚质、阳虚质、阴虚质、痰湿质、湿热质、气郁质、血瘀质、特禀质九种类型。其中，平和质是属于健康的体质，这在老年人中极为少见；其他八型都是偏颇体质，因为体质不同，对某些疾病就有易感性、倾向性，同时对不同饮食的反应也因人而异。清代医家吴德汉在《医理辑要·锦囊觉后篇》中说："要知易风为病者，表气素虚；易寒为病者，阳气素弱；易热为病者，阴气素衰；易伤食者，脾胃必亏；易劳伤者，中气必损。须知发病之日，即正气不足之时。"临床常见气虚或阳虚体质者，稍进生冷即腹痛、腹泻，稍有情怀不悦或某些不良精神刺激，就严重影响食欲或食入即腹胀不适（分属寒冷伤阳、思虑伤脾）；而阴虚体质者，平素就喜食冷饮，但进食辛辣炙煿之品如火锅等，就易患口腔溃疡、咽炎、大便干结等（阴虚则内热、火热伤阴）。就是因为每种食物都有不同的寒、热、温、凉属性，和酸、苦、甘、辛、咸五味，不同食物的偏好可通过脾胃的运化直接影响脏腑气血阴阳，而出现过盛或过衰，形成稳定的功能趋向和体质特征。国医大师王琦在《中国人九种体质的发现》一书中认为，科学的饮食习惯、合理的膳食结构、全面而充足的营养可增强人的体质，甚至可使某些偏颇体质转变为平和体质。

3. 饮食管理的原则

2019 年美国心脏病学会／美国心脏协会（ACC/AHA）发布的心血管病一级预防指南中指出，尽管近几十年来动脉粥样硬化性心血管疾病（ASCVD）的预后已有显著改善，但 ASCVD 仍是全球患病率最高的疾病，这主要是预防策略实施不理想，ASCVD 危险因素未得到控制。新版指南涉及生活方式、风险评估、烟草、体重等多个方面，其中饮食管理强调并鼓励所有人保持健康的饮食习惯，强调摄入蔬菜、水果、坚果、全谷类和鱼类，用单不饱和脂肪和多不饱和脂肪替代饱和脂肪，尽量减少反式脂肪、加工肉类、精制碳水化合物和甜饮料的摄入，建议减少食物中胆固醇和钠盐摄入，有利于降低 ASCVD 风险。所以要想到了老年身体仍然健康，并有较强的抗病能力和较高的生活质量，我们既要不断掌握有关饮食方面的新知识，还要有分析地结合自身情况（包括体质）来权衡每日的三餐。

4. 营养七要素的合理摄入

不同食物含有不同的营养成分，可概括为蛋白质、脂肪、碳水化合物、维生素、矿物质、水和膳食纤维七大类。只有保证摄入足够的营养素及合适的营养素比例，才能达到均衡。所以饮食一定要多样化，简而言之就是"什么都吃，什么都别多吃"。有学者提出每日要吃 12 个品种的食物。根据国际营养科学联合会推荐，成年人所需基本营养素中，建议每日蛋白质摄取量是 55～65g，占总热量的 10%；碳水化合物摄取量随个人热量的需要而定，占总热量的 45%～55%，不得少于 20%；脂肪摄取量，女性每日 55～65g，男性不超过 90g，占总热量的 20%～30%。

（1）蛋白质：蛋白质为第一营养要素，是人体生长发育、更新和修复组织细胞的最重要材料，并构成各种酶、激素和抗体，提高机体抵抗力而免遭病邪侵害。蛋白质的摄入主要靠肉、禽、蛋、奶和大豆及豆制品，还包括其他杂豆类。

中国疾病预防控制中心营养与健康研究所研究员傅萍指出，老年人饮食并非越清淡越好，尤其是高龄老人，过于清淡反倒容易导致营养不良，给身体埋下诸多隐患。吃得过于清淡，只会让老化更加严重。一项调查结果表明，不吃肉的人比两天吃一次肉的人患痴呆症的概率要高 1 倍。北京友谊医院营养科洪忠新主任也认为，临床上诸如溃疡性结肠炎、混合型高脂血症、糖尿病、高血压、肠梗阻、胃癌、肝癌等疾病的发生，其原因不少都与饮食不合理，尤其是常年清淡饮食致身体长期营养失衡状态有关。所以老年人要想少得病，饮食不能过于清淡，要适当、合理地吃肉。

（2）脂肪：脂肪是供给人体热能的重要物质，也是人体细胞和细胞膜的重要构成物质，并对人体新陈代谢起重要作用。脂肪的主要来源为植物油和肉、蛋、鱼等动物性食物，植物油中含不饱和脂肪酸多，动物脂肪中含饱和脂肪酸多。饱和脂肪酸可使血清胆固醇增高，是动脉粥样硬化的多发因素，而不饱和脂肪酸能加速胆固醇从胆汁排出，减少胆固醇在体内沉积。此外，糖在体内部分也可转变成脂肪。老年人对脂肪的吸收和利用都较年轻人慢，需求量也减少，尤其是有慢性肝病、胆囊疾病、胰腺疾病的老人，一定要控制食物中的脂肪含量。由于胆盐合成少，胰脂酶分泌少，直接影响脂类的分解代谢，所以平素饮食中更要注意控制脂肪的具体摄入量。

（3）碳水化合物（糖）：碳水化合物是生命活动的必需物质，主要从各种谷类、豆类中摄取，不仅是构成人体神经组织、结缔组织的重要物质，更是提供身体热能的主要来源。人体进食脂肪在氧化供能时，必须靠碳水化合物提供热能，才能使氧化发生，当碳水化合物供给不足时，脂肪氧化不完全，就会产生酮体而引起酸中毒。所以现在有些肥胖的中老年人采用生酮饮食（高脂肪、中蛋白、低碳水化合物）来进行减肥，使自己从高体重，短期内变成低体重，但长期食用，体重又会反弹，这叫体重循环。我个人认为，生酮饮食不符合营养学原理，因为食肉太多，使体内嘌呤含量激增，可引发高尿酸血症和痛风性关节炎，也是引发肾功能异常及结肠癌的重要因素。此外有学者曾对 30 万人进行研究，长期低碳水化合物饮食可使预计寿命缩短 4 年。所以对碳水化合物的摄入不能不及也不能太过，主张少食精制碳水化合物、甜食和糖。老年人对糖的耐受力差，过多摄入可引起糖的代谢障碍，引起糖耐量减低（糖尿病前期）或 2 型糖尿病。粗细粮的配比应结合每个人的消化能力和有无消化系统疾病来确定。

（4）维生素：维生素是人体维持正常生理功能必须从食物中获取的极微量的天然有机成分，分脂溶性和水溶性两大类。脂溶性维生素包括维生素 A、维生素 D、维生素 E 和维生素 K，水溶性维生素包括维生素 C 和 B 族维生素。维生素广泛存在于各种新鲜蔬菜特别是绿叶蔬菜、胡萝卜、花椰菜，水果，及肉、蛋、奶中。维生素功能各不相同，有生命的调节物质之称，参与人体神经系统的反射调节、能量转变、物质代谢、酶的组成、激素的合成、生长发育，对各系统的生理功能都有重要影响。老年人由于咀嚼能力下降，消化能力减弱，或因食物品种单调，食品的制作、烹调不当，都可导致各种维生素的缺乏，根据自身情况及时补充缺乏的维生素非常重要。

（5）矿物质：人体内含有 50 多种矿物质，分常量元素和微量元素两大类，其中必需的微量元素有 14 种，包括铁、碘、锌、氟、铜、锰、钴、钼、铬、镍、锡、钒、硒和硅，均是构成人体组织的重要材料。近年来研究证明硒、锌、铜、锰可刺激免疫球蛋白及抗体产生，有防癌、防止动脉粥样硬化及防衰老作用。这些微量元素人体是不能合成的，只能通过饮食加以补充，它们广泛存在于虾皮、紫菜、海带、香菇、木耳、奶、蛋、猪肝、花生、芝麻、香蕉等动植物食品中。

（6）水：人体重的 70% 左右都是水。随着年龄的增长，体内细胞的含水量是逐年减少的，70 岁时约比 25 岁减少 30%，但缺水的感觉却会随着增龄而减退。人体内各种营养素的吸收和体内代谢产物的排出都需要水；水有溶解各种有机物和无机物，帮助体内新陈代谢，调节体温，润滑和保护各脏器的生理功能的作用。所以人不吃食物只要有水，就可维持生命 2～3 周。一般健康人应每日饮水 1 500ml 以上，且宜缓慢多次饮用。不少老年人因怕排尿次数多而畏惧饮水，使体内呈慢性脱水状态，不仅出现口渴、皮肤干燥、便秘等症状，还影响体内废物的排出，甚则可因血液浓缩、循环障碍而危及生命。美国医学博士巴特曼一生致力于水的研究，在他的著作《水是最好的药》一书中指出，很多时候人不舒服是由缺水引起的，喝水能辅助治疗腰痛、过敏症、抑郁症等，他用水治愈了 3 000 多名患者。

（7）膳食纤维：膳食纤维是一种高分子碳水化合物，来源于水果（如苹果、梨、石榴、牛油果等）、蔬菜（如芹菜、西蓝花、油菜、四季豆、豇豆等）、坚果（如杏仁、花生、核桃等）及谷物、杂豆外皮中，对促进排便、预防结肠癌、改善糖代谢、预防胆石症和动脉粥样硬化等疾病有特殊作用，是体内不可缺少的营养素。由于人体消化膳食纤维的能力很差，应根据自身情况来决定摄入量的多少，如食入过多，可使其他营养素的消化吸收受到影响，特别是铁、锌、钙的吸收。有消化性溃疡、反流性食管炎、慢性腹泻的老年患者，过食膳食纤维可直接影响胃酸的分泌和对其他食物的消化吸收。

看完上面的内容，您大概可以初步知晓应该结合自己的禀赋体质、所患慢病，再结合气候、环境等变化，来决定如何选择食物进行调理，也可了解在七大营养素中，自己主要缺乏的是什么，该选择何种属性、何种营养素高的食物才对身体及疾病治疗有利。如气虚、阳虚体质者，宜选择一些偏温的健脾益气食物，如大枣、山药、莲子、南瓜、黄豆、蚕豆、鸡蛋、豆腐、牛肉、羊肉、鸡肉、各种鱼类、葡萄干、龙眼肉、橙子、苹果等；少吃或不吃生冷、苦寒、滋腻、辛辣燥热等偏颇较大的食物，如螃蟹、海带、苦瓜、冬瓜、柿子等。而阴虚体质者，宜选择一些性味偏凉的食物，如龟、鳖、鲍鱼、海参、蛤蜊、螃蟹、海蜇、鸭肉、银耳、蜂蜜、山药、苦瓜、绿豆、百合、梨、荸荠、甘蔗等；少吃或不吃辣椒、葱、姜、蒜、韭菜、荔枝、龙眼、樱桃、羊肉及煎、炸、爆炒等食物。然后，再根据自己体内缺乏的营养素种类，进行循序渐进、有的放矢的补充，前提是身体必须能消化和吸收。最后，再结合中国居民膳食指南中的分配方案来决定一日中主食、副食、荤菜、蔬菜、水果的总量及分配。日常一日三餐（或多餐）一定要定时、定量，切忌不吃早餐或晚餐，本着"早餐要好、午餐要饱、晚餐要少"的原则，将一天的总热量进行合理分配，做到荤素搭配、色香味俱全，既可刺激味觉、增进老年人的食欲，更有利于营养物质的消化吸收，这样既可保证营养素不缺乏，又不会造成营养失衡。我认为这就是符合个体化的均衡饮食。

21 世纪的医学将向预防疾病方向发展，鉴于饮食因素对疾病的发生、发展、预后所产生的巨大影响，建议每个人尤其是老年人，都应该掌握一些基本的膳食营养方面的知识，结合自身体质、健康状况、营养需求，来制订一套符合个体情况的均衡饮食方案，从而减少和延缓相关疾病的发生发展，并不断增强体质，达到健康长寿的目的。

（三）看病就医有学问

我从医 50 余年，专职临床老年病科也 30 余年，深深体会到老年人得病后的心态，真是"种类"繁多。随着人们生活水平的不断提高，不少老年人可谓是苦尽甘来，多希望自己能健康长寿，多看一眼祖国的大好河山，多和家人一同感受幸福的家庭生活。但事与愿违的现实是屡见不鲜的，作为一名老年病临床大夫，以我所见与所想，抒发我从医过程中的一些心声，告诫老年朋友，尤其是患有某些疾病的人，要想拥有一个健康的身体，必须摆正自己的就医认识和治疗观。本文是临床业余有感而发，不知观点正确与否。

多病是大多数老年人晚年的共性，毕竟"长寿明星"只是凤毛麟角，是欲求而极难攀登之事。我在临床上遇到的老年病多具有多病性与不典型性两大特点，而且疾病与衰老也是"与时俱进"的不断增多和加重。当老年人发生一系列病痛时，到底是疾病，衰老，还是两者兼有引起的？这是临床医生需要搞清楚的问题。但有些老年患者"久病成医"，对自己身体内的一些细微变化十分重视，疑诊某病到各大医院多科就诊，而面对各科医生开的一大堆中西药物，又彷徨疑惑，不知该吃哪些不该吃哪些，更担心这些药物会不会产生毒副作用。还有一些老年人是跟着自我感觉走，一不舒服就吃药，感觉"良好"时就停药，或是打"游击战"，哪儿不舒服就自配药物，解决问题。更有一些老年人觉得自己已经老了，听之任之，抱着一种无所谓的态度。我认为，每位老人都应该承担起对自己健康的责任，这也是对家庭负责任的态度，也是一生最后一站应尽的努力。毕竟"夕阳无限好"，我们除了要重视每年的健康体检外，还应对已有的疾病积极与医生沟通，解除疑点，树立信心，这对提高晚年生活质量是有益的。

1. 就医认识

（1）防患于未然：人进入老年后，由于各组织器官功能日趋衰退，带来一系列生理与病理的变化，但各组织器官的衰老不可能是同步、同等的"老化"，就像汽车长期驾驶后轮胎与发动机到底谁先损坏是不好说的。为此强调老年人需要每年健康体检一次，以及时发现一些早期不一定有症状的重大疾病，如恶性肿瘤、高血压、糖尿病等，也能了解体内一些重要脏器功能的动态变化和衰老程度。如体检发现血清肌酐微微超过正常参考范围或尿检出现微量白蛋白时，就提醒我们可能"肾"或泌尿系统其他部位出现了问题，要及时就医，尽早确诊是"老化"引起的，还是"疾病"本身所致。再如一些高血压病老年患者，从循证医学角度，应该定期检查了解心、脑、肾、视网膜等靶器官的损害情况，血糖、血脂等兄弟病变的变化及有无急、慢性并发症发生的可能，良好控制血压只是治疗的一个方面，而不是循证医学的最终目的。

（2）抓主要矛盾：人老了有多种疾病缠身，这是不争的事实，有些病可控可治，但有些病只能带病延年。我们应该抓住几个主要问题：①有随时威胁生命的疾病要特别关注。②经积极治疗只能减慢其发展，但仍有可能突变的疾病也要严加关注，如一些慢性心、肺、肾功能不全，糖尿病、高血压、肝病等，其病情有可能突然加重，产生一些急性并发症而危及生命，所以一定要请医生给自己"拿主意"，在多系统疾病中分清主次，听从医嘱，坚持治疗。

③对一些老年退行性病变如老年性骨及关节的退变等，虽然给老人带来不少痛苦，但如有上述主要矛盾存在时，仍然要以主要矛盾为主，这时尽量采取非药物疗法，实在需要药物治疗也应注意以不损伤重要脏器为前提。④如果没有重要脏器器质性疾病而只是因衰老导致器官退行性变的老年人，身体的退变就成了主要矛盾，为了减轻病痛、提高生活质量，也应尽早积极治疗，否则会小病酿成大病，如膝骨关节病，若早期不加以控制，等到需要置换人工关节再去医院治疗就很被动了。

（3）过度医疗和麻痹大意都不可取：不少老人年轻时过度操劳，落下不少慢性疾病，离退休后开始注重健康，希望根治而到处求医，只要是医生开的药都吃，甚至听从不法广告宣传服用所谓的能根治很多疾病的保健品，每日大把大把地吃药，其重视程度已超过正常的一日三餐饮食。殊不知，人步入老年后胃肠道吸收功能、肝脏代谢功能和肾脏排毒功能都已远不如"年轻气旺"之时，过多地用药可增加胃肠、肝、肾的负担，甚至出现相悖现象，造成消化道出血或肝、肾功能进一步损害，并导致病上添病，催促死亡。相反，有些老人讳疾忌医，凭自我感觉来决定是否就医或吃药，或一味从经济考虑，自己能耐受病痛时就中断治疗。要知道人体内不少疾病是互有关联和影响的，还有些是由量变到质变不断发展的疾病，如果错过了最佳治疗时机，很可能造成更大的精神和经济负担。如慢性肾功能不全发展至尿毒症；高血压出现大面积脑出血或脑梗死导致偏瘫甚至死亡，这些都是以生命代价换来的沉痛教训，值得人们深思。

（4）戒"悲"戒"躁"：阴性情绪对疾病转归和预后有着直接的关系。虽然人人皆知"病来如山倒，病去如抽丝"及"既来之，则安之"的大道理，但真正能明白且落实到行动的人却很少，因为"人非草木，孰能无情"。有些人每当身体添加新病或旧病加重，甚至医院下发"病危""病重"通知之时，不自主地就会浮想联翩或胡思乱想，加之病痛折磨，真不如一死了之。这种低迷的情绪与医生的思维、情感和为之付出的努力是背道而驰的。我们医生的职责是救死扶伤、治病救人，都希望能把患者从"死神"手中夺回来，积极想方设法进行救治。患者如果以消极的态度对待疾病只会摧残自身的免疫功能，使抗病能力进一步降低甚至产生负面效应，所以我们诚挚地规劝老年患者振作起来。戒"悲"戒"躁"，排除杂念，不断增强自信心，有想法要及时与经治医生沟通，或找自己最可信的朋友倾诉。正确对待生与死的考验，承担对自己健康的责任，配合医生共同征服"病魔"这一大敌，这是唯一治病用兵的上策。

2. 治疗观

明白医生拟订的治疗方案和目的。老年患者到医院就医时，可按自己的病症选择相关科室就诊，仔细倾听各科医生的分析，明白医生拟订的治疗方案和目的，解除内心困惑，心悦诚服地主动配合进行治疗。也可请有经验的医生把多科诊断和治疗用药再进行综合分析，帮助自己理清顺序，明白当前应以什么疾病作为诊治的主要目标，边治疗边观察，不断与医生沟通，如需不需要修改治疗方案，下一步的计划安排什么时候该复查，以及万一出现某种紧急情况自己该怎么办等等。这样的稳步操作，才能打好有把握之仗。此外，患者在服药前应仔细阅读药品说明书，如有疑惑，需要进一步到医院与医生商榷，而不是主观随意按感觉用药。有些慢性病是有周期治疗、间断治疗、长期治疗之别，一定要明白医嘱，但不能自认为无效就随意停药或换药，这些都不利于控制病情和达到治疗目的。

（1）重视药物的选择配伍：不少老人在多科就诊后领取了各科各类多种药物。我们发现，有些是重复用药，有些药物可增加胃黏膜刺激或肝、肾毒性和负担，所以希望老年患者在多科室就诊时，最好把自己现在或既往有的疾病，以及现在用药情况都详细地告诉医生，以免重复用药，并选择更合理的治疗方案。

（2）中成药也不能随便服用：中医认为每个人的体质有阴阳虚实不同，加之患病后病情的不断变化，使体内阴阳盛衰也有相应的变化，所以选择中成药时，不但要看主治什么疾病，更应注重药物的主要成分，另外该中药是否与已用西药或其他中药有重复或矛盾之处，然后决定取舍。

最后，我希望老年人在闲暇之时多查阅一些老年常见病的科普知识，并积累一些关于自身疾病的各家经验，这样在医生的指导下，可更好地把握自己的健康。衷心祝愿每一位老年朋友健康长寿。

（四）谈中老年知识分子的延缓衰老问题

从祖国医学理论分析，知识分子出现早衰的原因，大致可归纳为以下三个方面。

1. 情志失节，用脑过度

自古以来，各类知识分子对社会高层次精神需求较为重视，对外界客观事物的反应最为敏感，遇事多思，情绪反应复杂，容易遭七情（喜、怒、忧、思、悲、恐、惊）的影响而致病。由伤神进而伤形，产生一系列脏器的病理变化，而恶劣的心情更容易加速这种变化。另外，中年以后，由于各脏腑功能逐渐衰退和不协调，极易产生心理变态或心身疾病，促成早衰或招致意外事故发生。自身疾病的发展，对早衰也有直接影响。知识分子以脑力劳动为主，为了完成某项任务，或探讨理论，或操持国计民生大事，不可避免地经常熬夜，精神高度集中，工作持续紧张，既不可能规律用脑，又不可能及时劳逸结合，此即中医所称不能"爱养神明"，易使"劳散精神，生长六疾"。

2. 嗜烟好酒，饮食失调

中医认为，饮食必经脾胃运化转输才能化生精微，营养全身。知识分子由于长年以伏案工作为主，久坐少动，易致脾胃运化功能呆滞。有些人还嗜烟好酒，甚则以酒代饭；有些人饮食偏嗜或饥饱无度，不仅伤脾败胃，还会损害其他脏腑，使不少知识分子刚到中年就多种疾病缠身。

3. 劳逸不当，动静失衡

中医将人与自然界的关系称之为"天人相应"，强调人与自然界万物一样，都要顺应天地之客观规律。现代科学发现了人体内的生物钟——即人的生理、情绪变化有一定的规律性，这与祖国医学强调起居有常，动静适度，"日出而作，日入而息，昼动夜静"之说是一致的。知识分子大都劳心多，劳力少，不能正确处理动和静，劳和逸，紧张和松弛的关系，往往导致体质下降而产生疾病。

根据上述这些情况，要想达到延缓中老年知识分子衰老的目的，我认为要重视以下几个方面：

1. 健身要健心

中医称"心"为"君主之官"，认为人的一切精神、思维、意识、活动，皆与"心"的功能密切相关，并强调"恬惔虚无，真气从之，精神内守，病安从来"的重要性。要想健身，必先要健心，尤其中老年知识分子要树立正确的人生观和世界观，正确对待自身和周围的一切事物。总结人生旅途，要适应社会变化，知足才能常乐。要克服自卑、悲观、焦躁等不良情绪，只有心境坦荡，充满活力，才能年迈不衰。此外，人到中老年要讲究科学用脑，注意合理的休息、娱乐和睡眠，以免"精神不用则废，多用则疲"。参加文艺活动可以调节人的情绪，陶冶情操，是延缓心理衰老达到"心理健康"的好办法。有报道称不同的乐曲旋律节奏可产生镇静、兴奋或抒发感情等多种作用，甚至可用来降压、镇痛而起治疗作用。

2. 慎起居，勤运动

根据中医天人相应的整体观，为了保持体内生物钟的正常运行，可结合个人体质、工作性质来制定具体的作息制度，使自己的起居、动静符合自然界阴阳消长的规律。要克服劳心多、劳力少的弊病，经常参加诸如保健操、气功、太极拳、慢跑、散步等运动，以达到"动静兼修，形神共养"之目的。常言道，生命在于运动，动则气血流通，才能使"五脏元真通畅，人即安和"。

3. 谨和五味、食疗祛病

俗话说"饮食有方法，活到八十八"。调节饮食包括维护脾胃运化功能及调补肝肾精血两个方面。人过中年，脾胃功能逐渐虚弱，表现为胃肠容纳量和对食物的消化能力减低，耐饥饿力差，极易发生低血糖反应。所以，中老年人对食物的选择及禁忌要按个体消化能力而定。一般主张饮食合理均衡，要荤素搭配，既不能纯为素食，更切忌过食"膏粱厚味"，要戒烟限酒并养成少食多餐、定时定量的好习惯。中医认为"五八肾气衰……七八肝气衰"，就是说中老年人容易出现肝肾亏损，精血不足。因此，中老年人的食谱中应适当增加新鲜蔬菜、水果、鳖、龟、鱼、虾及带壳类海产品等，也可选用大枣、山药、芝麻、核桃、蜂蜜、荔枝、枸杞子、山茱萸、首乌、紫河车、鹿茸等补肾填精、养血柔肝之品经常服用。

总之，延缓衰老是一个渐进性的过程。中老年知识分子在制定适合自身的延缓衰老的养生方法后，贵在心恒，始能奏效。另外，定期参加健康检查，以便做到未病先防，有病及时诊治，这是祛病延年、健康长寿的又一重要保障。

（五）生活方式与中老年男性健康

在人类历史的舞台上，中老年男性秉承着家庭和社会的双重角色，他们大多数不仅是家庭的顶梁柱，有的更是社会的栋梁之材，在国家的建设和保卫中，为国争光并作出了极大的贡献。当下我国人均寿命不断延长，却发现中老年男性的健康水平低于女性，有些甚至英年早逝。近年流行病学调查也表明了中老年男性的发病率和死亡率一直较高，男性寿命也明显短于女性，由此引发大家对中老年男性健康的关注。在我从医50多年的生涯中，深切体会到男女就诊的显著差异。中老年女性常常是有一些细微的不适或发现自己身体的某些变化就及时就诊，并且十分关注自己的预防保健；而中老年男性是感觉很不舒服，支撑不住了才来医院就诊，目的仅仅是寻求治疗，解除病痛，所以一到医院看病，往往就查出一大堆问题，有些甚至是不治之症。这些现象说明大多数中老年男性以奔事业为重，对自己的身体状况多有疏忽。而目前一提及男性健康，有些只限于特定器官疾病的治疗，如性功能障碍、前列腺增生症等，这些是远远不能概括中老年男性的亚健康和疾病谱的。所以真正意义上男性健康的概念应该是包括心血管、内分泌、泌尿、骨科、神经精神科等多个学科，相互配合，形成合力，来对每一个个体进行相关检查，以早期发现亚健康或有关疾病，早期干预或治疗，并普及相关科普卫生保健知识，防患于未然。通过综合诊治和预防，才能有效地降低发病率、死亡率，提高中老年男性的生活质量和健康水平。

中老年男性最常见疾病遍及循环系统、肿瘤、内分泌系统、呼吸系统、消化系统、泌尿系统、神经精神系统等病种。这些疾病不少是一个由量变到质变的慢性过程，需要很长时间才能显露症状。有些疾病与遗传基因有关，如糖尿病、高血压病等；但更多的疾病如心脑血管病、肿瘤等是与个人所处的环境、社会阅历有关，特别是长期不良的生活方式，包括长期吸烟、酗酒、不规律生活，尤其是熬夜，快节奏、超负荷的工作，长期伏案，缺少运动等，都给上述慢性疾病埋下隐患，所以我们又称之为"生活习惯病"。

临床上我常发现一些中老年男性患者在出现急性脑血管病、心肌梗死等急病，通过急诊抢救或住院后寻找病因时才发现患者有高血压病、糖尿病等慢性疾病史，因长期得不到有效控制而出现上述急性并发症，如抢救不及时，致死及致残率极高，给家庭带来不幸。

2010年世界卒中日最醒目的主题是：六分之一。表明全世界每6个人中有1人可能在一生中罹患卒中！同时每6秒钟就有1人死于卒中；每6秒钟就有1人因卒中而永久致残。这6和1两个看似平常的数字是告诫我们要重视健康的最有力说明。

不少中老年男性由于长年的拼搏、竞争，精神高度紧张，心理压力过大，如遇事业不遂或家庭不和，可出现压抑、焦虑、忌妒、悲观、憎恨、愤怒等负性情绪笼罩整个身心，最易患焦虑–抑郁状态或抑郁症、焦虑症。这些是危害中老年男性健康最常见的精神疾患，由于不少抑郁症或焦虑症患者还伴有一些其他疾病，如脑梗死、肿瘤等，互相影响，给及时明确诊断带来困难。有统计发现，在曾经试图或有过自杀行为的老年男性中，大约90%患有抑郁症。这些人由于没有得到高度重视和及时治疗，使悲剧往往在不经意中突然发生，而目前这些病的发病率和死亡率还在不断增高。

不少中老年男性常常出现近事记忆力下降、健忘等认知能力下降的现象，这是大脑半球皮层功能减退的一个自然规律，但也存在个体差异。我发现一些平素注重养生、勤于动脑的老年男性，即便进入耄耋之年仍耳聪目明、思维敏捷、精力旺盛；而有些男性刚到中老年就反应呆钝，出现明显的记忆力、计算力、定向力下降，对家人依赖性太强，而自己又多逸少劳，加重了大脑的"失用性萎缩"，慢慢可出现老年性痴呆。这些除遗传基因因素外，还与个人的文化水平、人品和道德修养等有一定关联。美国"西雅图纵向研究"是对成年人认知发展进行研究的经典模式，研究结果表明，在大脑认知能力的6项测试中，中年测试者其中4项的测试成绩超过他们本人年轻时的测试成绩，说明大脑活动的能力并不绝对随着年龄的增长而必然衰退，所以要鼓励人们不断开发大脑中一些还没有被开发的"处女地"，仍可使自己晚年活得很精彩。

综上所述，人的生命是很脆弱的，中老年男性为了自身的健康，首先要做到自爱，并从思想深处认识到进入中老年期的自己所肩负的双重责任和呵护生命的重要性。

更年期不只是女性的专利，男性在55～65岁为高发阶段，与睾丸萎缩、激素分泌减少有关，医学上称之为"男子部分雄性激素缺乏症（PADAM）"，也即"男性更年期综合征"。发病有明显的个体差异，常表现为身体慢慢发胖，尤以腹大腰围变粗为明显特点，可出现血脂异常、血压波动、性情改变、性功能减退，也有些表现为一系列自主神经功能紊乱及血管运动舒缩障碍方面的症状，如伴发心悸、烘热、出汗、抑郁、焦躁、孤独、恐怖、失眠等。另外，随着年龄的不断增长，感觉体力、脑力、耐受力呈进行性下降，肌肉关节活动越来越不协调，或见排便、排尿异常等症象，这时体检虽没有发现明显的器质性疾病，但已表明体内各组织器官功能开始出现退化。在这阶段如能提高警觉，引起重视，尽早去医院做一些相关的理化检查和某些大病的筛查，往往可发现不少亚健康问题或某些重病的早期信号，经过治疗和生活干预，大多都可收到事半功倍的效果。中医体质学说认为，人的禀赋有九种体质类型，包括平和质、气虚质、阳虚质、阴虚质、痰湿质、湿热质、气郁质、血瘀质、特禀质九种。人到中年后，由于体质下降，不同体质类型容易出现某些方面不适和疾病倾向，此时如用中医整体观念和辨证论治理论对个体进行相关脏腑功能的调整，就可逐步恢复脏腑正常功能，摆脱亚健康状态。

随着社会进步，人民生活水平的普遍提高，温饱已基本不成问题，此时决定一个人能否健康和长寿的最重要秘诀是他的心态。中老年男性面临着事业由巅峰逐渐走向低谷的转折点，一旦退休，角色彻底转化，这时一定要调整好自己的心态，摆正位置，淡泊名利，顺利过好"退休关"。中医特别强调"恬淡虚无，精神乃治"，说的就是一种安闲、清静、无私、无虑的状态。所以男性到了中年以后，不要再给自己增压，提出过高的不切实际的目标设置，要准备慢慢软着陆，心境要平和、开朗、豁达些，少攀比，少妄想。真正进入老年了，要学郑板桥的"难得糊涂"，多想知足常乐，当下心安，要老有所为、老有所乐，干自己喜欢和力所能及的事或工作，使自己的精神生活丰富、充足、愉快。家庭是我们幸福的港湾和依靠，俗语说，少年夫妻老来伴，都进入中年或老年了，夫妻之间更加要互相提携，互助互爱，让对方能切实感受到心灵上的温暖，切忌为一些琐事而表现出不该有的大男子主义。家和万事兴，家庭的和睦温馨是健康长寿、老来终伴的基石。对于丧偶的中老年男性来说，千万不能沉浸于"孤独"之中，要坚强些，一个人的生活品质取决于他对生活的态度，痛苦、郁闷、忧愁、烦躁只会让人很不舒服，无济于事，且有损健康，既然如此，不如尽早把它们清除，努力给自己营造更多的爱心、喜悦和幸福之类的美好情感，这样的生活才有意义，才能继续健康地活下去并安度晚年。

人在不同的年龄阶段都有适合自己不同的养生方法。就拿运动来说，中老年男性要结合自己的实际情况，能经常参加户外有氧运动当然最好，无条件时哪怕在室内散散步，做些保健操也行，贵在持之以恒，要有劳有逸有度，顺应自己的生物钟规律。运动可放松身心，怡情悦志，且可提高免疫功能，促进消化吸收，增强体质。

"民以食为天"，我们一定要一改过去狼吞虎咽的坏饮食习惯，因为这个年龄段大多数人的消化、吸收和代谢能力已逐渐走向下坡，吃得太快太多极易引起贲门口松弛和胆汁反流性食管炎，所以一定要培养自己细嚼慢咽、吃七八分饱的习惯，并且要做到定时定量；平时要多吃一些碱性食物，如五谷杂粮，新鲜蔬菜、水果等，少吃一些酸性食物，如各种肉类，这才符合科学合理的均衡营养观点，从源头上杜绝疾病的发生。至于要戒烟限酒的问题，理论上大家都知道香烟有百害而无一利，少量饮酒有益健康，醉酒、酗酒会伤身，甚至给家庭、社会带来祸害，但要落到实处，却是不那么容易的事。希望中老年男性朋友能把戒烟限酒作为座右铭一样时时提醒自己，这也是每个公民应尽的社会责任。

总之，为了每个家庭的安康和幸福，我们呼吁全社会都来关爱中老年男性的健康，携手共进，营造一个国富民强的和谐社会。

（六）科学进补，延年益寿

长寿并且高质量地活着，这是每一位老年人渴望并追求的理想目标。尤其是在物质生活普遍提高的今天，老年人都期盼着自己的晚年生活能更加美好。但随着年龄的不断增长，衰老是不可抗拒的客观规律，加之老一代的人们大都历经风雨坎坷，生活的磨炼使身体难免产生一些这样或那样的疾病。在衰老与疾病并存的前提下，如何提高自己的抗病能力，并尽可能地延缓衰老速度，这是每个老年人都十分关注的问题。

我认为除定期到医院做健康体检和就诊医疗外，有必要提高一些自我的健康素养和养生保健能力，包括饮食、起居、情志、锻炼和疾病治疗等诸多方面。正如古希腊哲学家苏格拉底有一句格言"你须知道自己"，能够充分了解和认识自己，在生命过程中才能驾驭自己的健康。合理营养、均衡饮食是健康长寿的物质基础，而科学进补更是强身祛病的有力保障。现就这方面问题，谈谈我自己的一些看法。

1. 根据不同体质和病性进行调补

中医认为，人进入老年阶段后精气神日渐衰退，所谓"五脏皆虚"，那么就应该"虚则补之"。正因为如此，目前有些老人总是跟着感觉走，或是信听他人误导，购买大量不该进补的食品或药品，希望自己长寿无病。有些老人大病初愈，儿女为了孝敬老人也不加选择地给老人的饮食中大量添加各种肉、蛋、海鲜、保健品等调补滋养，结果造成"虚不受补"或"补法不当"，不仅增加胃肠负担，使老人一日三餐不馨，甚或腹胀、腹泻，造成抗病能力更差。有些人由于蛋白、脂肪过剩，堆积体内形成脂肪性肝病、高脂血症、肥胖症等，给心脑血管系统带来危害，所以建议老人们要多看些、多听些医学科普知识，提高自己对疾病认识和健康长寿的鉴别能力，从而知道自己适合何种"食补"或"药补"，来达到强身祛病、延年益寿的目的。

每个人的体质都是各异的，要讲究食补或增补，首先须明白自己是属于何种类型的体质。自己到底虚不虚？如有"虚"的现象，要分辨是属于何种类型的"虚"，这是明确要不要进补的前提。中医把"虚证"分为"阴虚""阳虚""气虚""血虚"四大类别。然后再与脏腑联系起来，分辨心、肝、脾、肺、肾这五脏是何脏虚损为主。

不同类型、不同脏腑的虚损无论药补还是食补都是大相径庭的。对于不同疾病也类同体质学说一样要分别对待。如阳虚之体或病性属阳虚者，可选用羊肉、鹿肉、鹿茸、红参、冬虫夏草等壮阳性热之品，但对阴虚之体或病性属于阴虚者，用之反起劫阴、火上加油的作用，对疾病及体质均产生不利影响。

我认为老年人平日进食，应掌握基本饮食习惯，如定时定量，七八分饱，要带着食欲离开餐桌，千万不能暴饮暴食；做到早上吃好，中午吃饱，晚上吃少；要多食用一些新鲜蔬菜、菌类、豆类，荤少一些，素多一些。如能持之以恒，这就是一种最基本的间接"进补"。

对于一些长期慢性病或卧床不起的老人，我们要用辩证法科学进补。我认为"药补"不如"食补"，另外，"进补"要个体化。对那些食欲不振的老人，一定要让医生查找原因——是疾病因素、药物因素、心理因素，还是长期慢性病引起电解质紊乱或微量元素缺乏所致，然后有针对性进行治疗或进补。食补宜选择一些粥类易消化吸收之品，药补也要根据病性和体质来辨证施治。切忌一味大量用蛋白粉、人参、海参、冬虫夏草等，使人体营养结构破坏，患者体质越来越差，甚至走向衰竭。中医强调脾胃（即消化系统）为后天之本，气血生化之源，重视"得胃气则生，失胃气则亡"。我们常可看到一些身患重病的老人，只要能正常进食，消化吸收好，一般来说预后要好一些，康复也快。无论是食补还是药补，能让脾胃消化功能尽快恢复起来，才有望调动自身的免疫功能，并能延缓衰老。

2. 根据不同季节、地域进行调补

我国古代养生学家和道家对一年四季的养生规律有着丰富而宝贵的经验，根据一年中春温、夏热、长夏湿、秋燥、冬寒这一气候变化规律，总结出了春生、夏长、长夏化、秋收、冬藏的养生原则。另外，我国国土辽阔，地跨亚热带、温带、亚寒带，由于地域不同，气候类型复杂，有些是典型的海洋性气候，有些则是大陆性气候。一定要根据不同季节及地域特点来掌握四季进补方法。

以秋三月（指立秋至寒露）为例，气候渐渐由热变凉，由湿变燥，此时人体内精气开始慢慢封藏，生理代谢也发生变化，摄入一些调补食品或药品，较容易被胃肠道吸收，即所谓"秋收"之意。所以，适当进补可调整脏腑功能，增强人体抗病能力。我们主张还是要结合个人体质和病性，适当吃一些滋补食品，如鸡、鸭、鱼、莲子、山药、百合、银耳、燕窝、藕等。阴虚之体还可增加一些甲鱼、乌龟、海参等；阳虚之体此时就要少食西瓜、香瓜、柿子等寒凉之品。从均衡饮食角度，不强调秋季"贴秋膘"，现今社会不少人已营养过剩，"贴秋膘"可使体内脂肪过度堆积，对健康不利。就地域而论，有些省市虽入秋，仍是瘴气弥漫，当地人习惯吃一些辛辣之品，以除湿祛瘴，在这种环境下是可以适当进食的；但对于北方一些干燥城市，尤其在暖气供给之后，就不宜长期过食这些燥热食品。

3. 药物进补的选择

《神农本草经》中记载的365味中药中，具有补养作用的中药有70味之多，以补肾健脾之品为主，这与人的衰老规律和久病易导致脾肾不足有关。进补这些药品对增强体质、延长寿命是有益的。概说起来，具有补阴作用的药物有沙参、麦冬、石斛、皮尾参、龟板、鳖甲、哈蟆油等；具有补阳

作用的药物有冬虫夏草、鹿茸、仙茅、淫羊藿等；具有补气作用的药物有人参、黄芪、党参等；具有补血作用的药物有阿胶、当归、首乌、枸杞子、桂圆等。我们建议一定要在医生的指导下选择适合自己的药物及剂量才能发挥补养作用。

补药不是长生不老的仙丹，不能"返老还童"，千万不能滥用，以免适得其反，产生毒副作用，反而加速衰老及加重疾病发展。但愿普天下老年人在与衰老和疾病的抗争中，不断提高自己的健康素养水平，圆满地安度自己的晚年。

（七）中医谈春季养生

《素问·宝命全形论》曰"人以天地之气生，四时之法成"，表明人与自然界生息相关，天人是相应的。每个人要使自己很好地生存在自然环境中，只有遵循天地四时阴阳的自然变化规律——春温、夏热、秋凉、冬寒，来顺应人体的春生、夏长、秋收、冬藏的四时节律，通过养生之道，提高人对自然变化规律的适应能力，才能不断维护和加强机体的阴阳平衡，进而达到"阴平阳秘，精神乃治"之健康长寿的目的。

春季包括立春、雨水、惊蛰、春分、清明、谷雨共 6 个节气。由于气候已由严寒蛰伏渐渐转为春意盎然，大地阳气生发，万物萌生，这是一个舒畅升发的季节，也是一年中最好的季节。对应于人，体内各脏器功能也随着气候转暖，慢慢舒展起来，新陈代谢逐渐加快，器官功能活跃，但其与自然界变化不是同步的，更不可能完全顺应春令的变化。对此，我们有必要了解春季气候特点及相应于人的变化，才能知晓该如何进行春季养生。

1. 春阳初升，乍寒乍热，风多雨绵，昼夜温差大

早春之时，气候寒温无常，又多风兴雨，气温变化一般晨、晚仍较寒冷，中午阳气升发，暖意洋洋，使人们难以一下适应这么大的冷暖变化。这是因为人们习惯了在隆冬时盘踞居室的生活方式，使机体的耐寒能力和对外环境的调节能力都会有所下降，加之开春后人体毛孔已开张，对冷的敏感性更高，只要稍有不慎，极易因寒致病，甚则引动宿疾发生不测，如上呼吸道感染、肺炎、心脑血管意外等。老年人本身免疫功能就低下，基础病变又多，这方面发病的概率要远远超过年轻人。

2. 春来"春困"不振，情绪不稳

春回大地，气温回升，一派生机勃勃的景象，但对应于人，暖意容易使人犯困——出现精神昏倦、萎靡不振，工作和学习效率不高。这是因为随着气温回升，温暖的环境使人的皮肤和外周血管扩张，末梢血供增多，相对大脑供血、供氧减少，影响到大脑的兴奋性而产生困乏感觉，是机体不适应外环境变化而产生的一种短暂的生理现象。对于一些体弱多病或原本就有心脑血管病的老人来说，"春困"反应可能还要重些，时间也要长些，应注意"春困"与疾病的鉴别，及时采取相应措施。

中医认为春应肝脏，肝主疏泄，宜疏通、舒畅、条达，但又极易因春令阳升，使肝失疏泄，气郁化火，肝阳上亢，甚则肝木克脾，出现一系列的情志疾病。如对外环境或人际变化极易触景生情，引致情绪低落、心灰意懒或烦躁不寐，还可出现头晕胸闷，纳呆腹胀等肝脾不和症状。对于原有情感障碍或精神病患者，春季也是易于复发或加重的季节。这就是天人相应的道理。

3. 春令百花盛开，花粉散落，易发过敏性疾病

特别是一些花粉过敏症患者，对"花"的气息、粉尘，甚至色彩都可产生变态反应，轻则出现眼鼻刺痒、流涕、皮肤瘙痒感，重则可诱发支气管哮喘、荨麻疹、喉头水肿、血管神经性水肿等。

4. 春暖多风，病原微生物易于繁殖，引发多种传染病流行

春季常见的流行性传染病有流行性感冒、流行性脑脊髓膜炎、流行性出血热、猩红热、风疹、腮腺炎、病毒性心肌炎等。不少病原微生物是通过空气作为媒体传播，所以气象变化是传染病发生的一个重要诱因。

了解了上述一些春季天人相应的变化特点，在春季养生方面，我们应重视以下几个方面的调摄。

1. 谈"春捂"

"春捂"是传统的养生之道，意在要面对春季气温多变，而人体阳气刚开始升发，毛孔腠理开泄，容易招致风寒之邪侵袭致病的事实，强调人要适应环境变化，保护自身阳气，才能保证身体不受邪气侵袭。只有保存内在实力才能谈得上防病保健康。

从医疗气象学观点，宜"捂"与"不捂"，大致可从天气预报中加以区别。如当日温差超过8℃，是捂的信号；当日温差小于8℃，且气温回升，常温

持续在 15℃以上就可以不"捂"了。不过对于老年人，特别是体弱多病又属阳虚体质的患者来说，一般耐寒能力较差，平时穿衣指数应较正常人多一点，才能感觉身体舒适。

中医认为，颈背是人体督脉经所辖，主一身之阳，外邪入侵，首先伤阳。另外"寒从脚起"，脚对寒冷的敏感要高于身体其他部位，所以"捂"的部位要重视头颈与双脚，无论穿衣还是盖被都要重点保护好这两个部位。当气候已稳定，不需要再"捂"之时，脱衣应遵循顺时递减的原则，如中午温度高时，可适量减少衣服，但早晚寒冷时又要添加衣服。我们也不主张"过捂"，反致汗出当风，容易感冒，使人的防寒能力始终得不到提高。

2. 抗"春困"

为了不让"春困"影响正常工作和生活，平素一定要养成规律的作息制度和生活习惯，不能因"困"而放纵自己，大睡懒觉或无所事事。这样就打破了自己原有生物钟规律，使中枢神经系统抑制超过兴奋，还可引起情感障碍及免疫功能下降。

老人在春光明媚、风和日丽之时，一定要走出家门，去拥抱大自然，要多做一些力所能及的有氧运动，如太极拳、保健操、慢跑、放风筝等等，使自己身体内阳气不断旺盛起来，才能抵御"春困"。

医学界认为"春困"与人体缺乏蛋白质和 B 族维生素，使机体处于偏酸环境有关，所以可适当增加蛋白质和碱性食物的摄入，如多食些牛奶、时令新鲜蔬菜和水果。像西红柿、青椒、韭菜、春笋、香椿、马齿苋、草莓等。

3. 悦情志

阳春三月，草长莺飞，桃李缤纷，最适宜人们外出踏青旅游。人与自然界一样，应该有张有弛，要想在一年之中不断有所作为或身体无病，应该借助一年之计在于春的大自然光辉，振奋精、气、神，才能使自己在精力和体力上，力争"永葆青春"。

春天空气清新，负离子含量也高，春游不仅使人在大自然环境中能吸收更多新鲜空气，给心、肺、脑充氧，更可从一片鸟语花香场景中愉悦身心、振奋精神，以此来调整因气候或其他原因所带来的负面情绪，让人感受到生命的积极意义。所以真正的养生，其实重在养心，重在修智慧，我们要利用大自然赋予的有利条件，重修智慧，做一个活着有意义的人。此外旅途"奔波"，可加强人的胃肠蠕动，促进食物的消化吸收，还可增强腿部的力量和耐力以及身体各部位的协调性，强健了体魄，减少了病痛，对人的精神状态也是一种正面支持。

由于春为肝气当令，春季养生当以肝为先。唐代药王孙思邈曾云："春七十二日，省酸增甘，以养脾气。"主导思想就是通过"省酸"——减少酸性食物（如羊肉、虾、螃蟹、辛辣火锅、烈性酒等）摄入，避免肝气亢盛、肝脾不和而产生的一系列情志疾病；而"增甘"——增加甘性食物，如大枣、蜂蜜、山药、莲子、薏苡仁等的摄入，既养脾又柔肝，可使人肝气条达，精神振奋，适应机体春令新陈代谢旺盛之需。

4. 防过敏，少羔病

花粉症等过敏性疾病是春季的常见病，所以一些过敏体质者应尽量减少到鲜花盛开的公园、植物园去旅游，一旦出现过敏症状要及时就医。

对于春季的一些流行性传染病，要多关注当地传染病的流行报告，及时做好防疫准备。老年人由于免疫功能低下，是各类传染病的易感人群，所以一定要加强个人卫生，勤洗澡，勤换衣被，掌握"春捂"规律，防寒保暖。尤其在当前新冠肺炎疫情常态化防控的情况下，更要外出戴好口罩，勤洗手，加强自我防护。

此外，还要注意室内经常开窗通风换气，保持室内空气流通。运动是防病保健的重要手段，《黄帝内经》曰："春三月，此谓发陈，天地俱生，万物以荣，夜卧早起，广步于庭，被发缓形，以使志生。"意在春季是人吐故纳新、充养脏腑的最好季节，每个人应根据自身条件和体质许可，多广步于自然环境中，既强身又健脑。生命在于运动，一定要持之以恒，才能增强免疫力，使一年之中少患疾病，达到健康长寿的目的。

（八）人生下半场拼的是健康

近些日子不断传来我的同事、好友以及名人故去的噩耗，2018 年 11 月 25 日这一天，就先后接到了我的四位朋友病故的消息。其中有一位是我们科的大夫，我们共事近 30 年，是我的知心好友。这些不幸的消息，让我感到震惊、感到心痛……真是天有不测风云，人有旦夕祸福。说明我们都老了，也正在沿着生命的轨迹向终点走去。虽说生命对于每个人来说都仅此一次，是诚为可贵的。但在我们周围真正健康的老人其实是凤毛麟角。大多数老年人随着年龄的增长，疾病会越来越多；为数不多的健康老人表面上没有"病"，但衰老的速度也比年轻人快。如何面对这风烛残年的健康状况，面对死亡？值得每个人深思。我虽已年逾古稀，但还是在第一线工作的老年病科大夫，有很多感悟，想与我同龄人分享。目的是希望广大老年朋友仍能以较高的生活质量安度晚年，同时也希望大家能正确面对死亡这一必然的自然规律。

1. 直面健康

针对老年人多病衰老的体质，我们要明白和学会面对这一状况做一个科学的排序，分辨哪些是要命的主病？哪些又是与主病有着密切关系的并发症或是兄弟疾病？对主病的治疗目标应掌控什么分寸？这些最好请经常给您看病的又比较有经验的大夫把控全局。一切治疗措施都要以安全为第一，因为老年人的多病之躯是经不起不成熟治疗方案折腾的，非要逞强或冒险，往往适得其反。对自身而言，应清楚地了解进入老年后机体发生的生理变化（患有慢性病者还要明白疾病对健康的影响），不能再高标准、严要求地对待自己很脆弱的生命之躯。要多听多了解各家学说，谨慎选择一切治疗措施，把咱们的目标调整为带病延年。目前医学的发展还跟不上人口不断老龄化后带来疾病变化的新现状。正如美国医生特鲁多的墓志铭所言：医生的职责是"有时，去治愈；常常，去帮助；总是，去安慰"。

2. 老年人的健康理念

（1）要"防重于治"：老年人患病往往缺乏典型症状，甚至无先兆、无症状而猝死。但老年人体内有病没病是客观存在的，不适感觉其实是人体发出的一种求救信号，到那时才引起重视去医院看病，往往事倍功半，不仅要支出大量医疗费用，自己身体还要遭罪，甚则错失了可治良机，给自身及家人带来终身遗憾。当前医疗技术背景下，可通过多种医疗相关技术尽早发现疾病，并对疾病的程度进行评价。所以我呼吁老年朋友，要在健康体检（有针对性的）和自身基础疾病的定期随诊方面多一些投资，以期尽早发现疾病，及时控制病情，对维护老年人的健康是一大有力支持。有人说得好，我们的人生只有单程没有往返，让自己健康是美德，让家人健康是责任，因为人生下半场拼的就是健康。

（2）要改变不良生活习惯：21世纪以来的疾病谱以慢病占主导地位，

其中心脑血管病及肿瘤是老年人死亡的最主要原因，这些疾病中有 60% 又与不良生活习惯息息相关。除了基因遗传是目前无法控制的因素外，改变自己的衣、食、住、行方面的不良生活习惯（如抽烟、酗酒、熬夜）是每位老年朋友都可做到的事情。所以，老年人为了自己晚年少得病、少痛苦，不能再有侥幸心理，要下决心改掉那些摧残自身健康的愚蠢行为。一定要铭记"戒烟限酒、合理饮食、适当运动、心理平衡"这健康的四大基石，尽最大努力付诸行动。做到了这些，您会受益匪浅。

（3）要加强营养：2006 年世界卫生组织曾指出营养不良相关疾病的死亡占全部死亡的 58%，这是值得每位老年人深思的问题。老年人如长期营养不良，不仅使自身各组织器官的能量储备不足，很难应付各种急性、慢性疾病的打击，而且一旦疾病来了，也会影响机体的恢复能力，最终导致全身衰竭而死亡。所以营养不良是影响健康的最大危险因素和第一死亡原因。目前，医学界都认为营养治疗是一切慢病的一线疗法，我更认为合理、均衡的营养是老年人健康长寿的基本保障。临床常见不少老年患者怕得高脂血症、怕动脉发生粥样硬化，连鸡蛋都不敢吃，或只是吃蛋白不吃蛋黄，更有甚者常年素食，他们不知道人的高脂血症、动脉粥样硬化不全是吃出来的，这样的饮食结构其结果只会使自己越来越衰老，而且首当其冲的是免疫功能不断下降，是慢病反复发作，甚至是肿瘤发生的一个重要诱因。所以，营养治疗能纠正身体代谢失衡和提供能量，在某种时候比药物治疗更为重要，不仅可减少疾病并发症的发生，还可降低死亡率。

（4）要控制好自己的情绪：已有 2 000 多年历史的中医理论一直强调"百病生于气也"，就因为人不是机器，而是血肉之躯，是身、心、灵合为一体的情感动物。人老了，有一个好心态是健康长寿的首要因素。身边亲朋好友不断离去，对每位老人都是触及灵魂的打击，在对逝者惋惜、悲哀、思念、缅怀之际，要尽快调整心情，并从中吸取一些教训，认真思考如何在有限的余年中根据自己的身体状况尽可能提高生存质量，既减少子女的负担，也让自己不留遗憾地故去。

人老了，生活中仍然会有不少无奈、委屈和不尽如人意的事情发生，让人纠结、苦恼甚或不安，包括突然发现自己又新添了什么疾病，甚或不治之症时，千万不能被这些负面情绪压倒。要积极应对一些负面情绪，这样任何不愉快的事情都可以慢慢释然，否则长期负面情绪的刺激可使身体释放大量的有害因子，伤及多个组织器官，一旦免疫系统出了问题，冠心病、肿瘤等相关疾病随时都可能会发生。

到了晚年，我更爱阅读各类书报杂志，读专业书，可提高自己的医疗水平，对自身、朋友、患者的健康都有益；读近代、古代的人文书籍，可使自己沉淀不少智慧，既丰富了精神生活，又扩大了自己的胸怀，从而充实了人生观和世界观，更明白余下的人生路，该如何正确地走下去。我认为最主要的是凡事要学会知足和感恩，这样才能不攀比、少怨恨，人不计较，才有快乐和幸福。此外人一定要动起来，勤动脑、多动体，做自己喜欢和力所能及的事，使自己生活得充实，这也是对自己活着的一份责任，有责任才会有动力，活着才有意义。

3. 乐观地面对老去

日复一日，年复一年，我们的身体只会越来越衰老，直至死亡，这是人生的必然规律，不必畏惧和沮丧。但时间对我们来说是越来越珍贵了，一定要领悟，要珍爱和珍惜我们的身体，同时也要从容、淡定地面对我们的终结归宿。人的生命本就或长或短，我们只要能对得起社会，对得起家人，对得起自己，就是没有白来世上一趟。此外，还要抓紧安排生前身后的诸多事宜，如要不要在健康时立下遗嘱；还有哪些没有完成的事需要去处理等等。千万不要给自己留下遗憾，更不要给后人增添麻烦，如果想周全了，我们就可圆满地结束这场生命之旅，让自己静静地长眠安息了。